横行結腸間膜の解剖からみた
腹腔鏡下結腸癌手術
のStrategy & Tactics

監修
徳村弘実
東北労災病院 副院長

著者
松村直樹
東北労災病院 外科・内視鏡下手術センター
外科副部長・副センター長

MEDICAL VIEW

Strategy and tactics of laparoscopic surgery for transverse and discending colon cancer
(ISBN978-4-7583-1522-7　C3047)

Editorial supervisor：Hiromi Tokumura
　　　　　Author：Naoki Matsumura

2016. 12. 1　1st ed

©MEDICAL VIEW, 2016
Printed and Bound in Japan

Medical View Co., Ltd.
2-30　Ichigayahonmuracho, Shinjyukuku, Tokyo, 162-0845, Japan
E-mail　ed＠medicalview.co.jp

監修のことば

　手術には，単なる解剖学でなくsurgical anatomyの把握が必須であるとよく言われる．腹腔鏡下手術の時代となった今，laparoscopic anatomyなる新語がさらに強調されるようになった．周知のように，腹腔鏡下手術には，ときに解剖の把握が困難で構造物や所見を見落としたり，誤認しやすい性質が内在しているからである．固定された二次元映像が主たる情報源あることが主因である．とくに，結腸は手術対象物として腹腔に比して相対的に体積が大きい．どちらかというと接近戦の得意な腹腔鏡下での結腸手術は，これらの欠点が増幅される可能性がある．たればこそ，腹腔鏡手術習得の前提として開腹手術の経験が必要であることが，長年言われ続けてきたわけである．結腸の腹腔鏡下手術では，どちらかと前陣型接近戦よりも後陣型ボクサータイプの手術が求められる．術野が横行結腸間膜の頭側の網嚢内であったり結腸間膜の尾側であったり，あるいは臍から遠い脾湾曲や骨盤側の処理が必要であったりするからである．

　同僚である著者の松村直樹博士は，その辺を重視して，横行結腸間膜を操作する腹腔鏡下結腸癌手術において，接近戦だけで確実に手術が捗る定型化した手順を考案した．また，人間の解剖は機械のように単一ではなく，確実な構造物から破格や稀にしか遭遇しない奇形まで変化がある．さらに，癒着や炎症により解剖の変化は手術を時々戸惑わせる．これに対しても，分かりやすい確実な構造をはじめに手掛け，次第に難しいあるいは紛らわしいところに攻め入るような戦略を提案している．これは，メジャーの外科手術の古からの王道であり，今流の医療安全につながる納得の手技であろう．

　本書は，著者の精魂を込めた力作であり，イラストが巧みで色彩豊かでわかりやすい．外科医思いの格好の手引書になろう．横行結腸手術を制する者は結腸癌手術が一丁前になったことを意味しよう．大腸癌手術の座右の書として推薦申し上げたい．

2016年11月

徳村　弘実

序

　横行結腸癌や下行結腸癌は頻度が低いうえ難易度は高く，決して他の部位の大腸癌と同等に腹腔鏡下手術がされているとはいえません．根治性と安全性，あるいは手技の習熟度から開腹手術を選択するケースが比較的多いかもしれません．その理由の本質が，横行結腸間膜を取り巻く難解な解剖であるのは，皆わかっているのですが…．

　私個人は自分の手術を向上させるべく，手術に直結するヒントがないかと解剖学アトラスの成書を探しました．しかし，なかなかピンとくる解剖を描いた**画**は見つからず，むしろ実際の手術で遭遇する状況との乖離を感じたほどでした．つまり，この領域に関しては，解剖学アトラスを眺めても決して手術が進まなかったのです．それなら「実際に自分で解剖学アトラスのような解剖を整理して表現してみよう」とイラストを描き始めました．まず**手描きのイラスト**でやってみましたが，修正がしづらく描くエネルギーも大変で，また切り貼りできないし転用もしづらいのがわかりました．そこで未経験でしたが，本書の図のように**PC（デジタル）**でイラストを描くことにしました．

　当初は「ここに何があるのか？」という解剖を繙けばいいと気楽に思っていただけなので，横行結腸，膵臓，十二指腸，結腸間膜，大網，網嚢など各臓器，構造物をバラバラにしてひとつひとつ描いては喜んでいました．ひと通り出来上がると，描き出したそれらの**画**を組み合わせたりしたくなりました．さらには組み合わせて立体化した**図**の**断面図**を作ってみたりしました．すると実際の手術ではイメージしにくかった解剖のヒントや各構造物の関係が解ってきたような気がしてきました．この作業で気づいたのは当たり前ですが，立体構造を理解していないと組み上げられないし，つじつまが合わないと**画**と**画**は組み合わないのです．**断面図**も作れないのです．つまりは，今まで「きっとこれが正解だ」と認識していた解剖が，組み合わせて初めて「実際の手術と整合性がない」という矛盾に気づいてきた瞬間でした．結果，そのたびに臨床に即した解剖の**画**へ修正（むしろ誤りに気付く feedback？）していきました．すると，欲が出て手術の状況に即した**画**も作ってみました．それが結果として **Strategy** につながる解剖の要点（攻めにくさ，攻めやすさ）になったのです．

私は外科医であり解剖の専門家ではないので，「専門家しか見えないものや，顕微鏡でしかわからないもの」は当然描くことはできません。ですから「見えるかもしれないが，あるかどうかわからないが議論のある膜のような構造物」は表現として避けています。むしろ「**必ず認識できる構造物を手術という実臨床に即して表現**」し，ストレスなく安全にアプローチできるようにしたいのが本書の意義なのです。

　本書のもう一つの意義は，臨床に有用な**解剖のアトラス**を使って「*Strategy*：**手術戦略**」を立て，「*Tactics*：**手術戦術**」を作ってできるだけ図示化することです。さらに患者体位や外科医の立ち位置，モニター，術者，助手，スコープの使用ポートや鉗子の牽引方向も図示化しました（これらは文章に書いても読みにくい）。これにより直感的に手術アトラスを読んでいっていただけたらと思います。その実は私の技術に耐えうる手術の*Strategy*と*Tactics*なので，ベテランあるいはすでに定型化されている先生方には納得いかない内容かもしれません。この領域は難解だからこそ議論があってしかるべきで，その点でご容赦いただけたらと思います。

　また，本書は「腹腔鏡下結腸癌手術」と総論調にしつつも，横行結腸部分切除術と左半結腸切除術しか内容がありません。これは他の結腸癌，直腸癌はすでに良著，良いDVDがあり，重複するからです。まさに腹腔鏡下大腸癌手術を始めたという先生からさまざまな先生まで「本書で補完するとすべての術式が揃う」という理解でご容赦いただけば幸いです。

　最後に，本書を上梓するにあたり監修，校正をいただいた恩師　德村弘実先生には，日々のご指導も含め厚く厚く御礼申し上げます。また，これまで一緒に仕事をしていただいた同僚医師，看護師，多職種の方々にも心から御礼申し上げますとともに，支えてくれた家族に感謝します。今回，一外科医の私に企画，助言，編集をいただきましたメジカルビュー社編集部の宮澤進氏，吉田富生氏に深く感謝いたします。

2016年11月

松村　直樹

目次

StrategyとTacticsとは? 7

解剖学的要素：横行結腸間膜とその周囲 12

横行結腸部分切除術 32

左半結腸切除術 68

● 本書で用いられている略語

AMCA	accessory middle colic artery	副中結腸動脈
ARCV	accessory right colic vein	副右結腸静脈
ASPDV	anterior superior pancreaticoduodenal vein	前上膵十二指腸静脈
CME	complete mesocolic excision	全結腸間膜切除
CVL	central vascular ligation	中枢側高位結紮
GTH	gastrocolic trunk of Henle	Henleの胃結腸静脈幹
ICA	ileocolic artery	回結腸動脈
ICV	ileocolic vein	回結腸静脈
IMA	inferior mesenteric artery	下腸間膜動脈
IMV	inferior mesenteric vein	下腸間膜静脈
MCA	middle colic artery	中結腸動脈
MCV	middle colic vein	中結腸静脈
rt-MCA	right branch of middle colic artery	中結腸動脈右枝
rt-MCV	right branch of middle colic vein	中結腸静脈右枝
lt-MCA	left branch of middle colic artery	中結腸動脈左枝
lt-MCV	left branch of middle colic vein	中結腸静脈左枝
RCA	right colic artery	右結腸動脈
RGEA	right gastro epiploic artery	右胃大網動脈
RGEV	right gastro epiploic vein	右胃大網静脈
SCA	sigmoid colic artery	S状結腸動脈
SMA	superior mesenteric artery	上腸間膜動脈
SMV	superior mesenteric vein	上腸間膜静脈
SRA	superior rectal artery	上直腸動脈

StrategyとTacticsとは？

◆ はじめに

　私がこれらの**用語**に出会ったのは大学時代のヨット部である。医学部のヨット部は全国的にほぼ未経験者の集まりである。ディンギーと呼ばれる二人乗りのヨット(470級，スナイプ級など。私は470級)で，上級生がスキッパー(艇長)，下級生がクルー(船員)のチームからなる。その実際はあたかも外科であり術者，助手かのような徒弟制度のようにレースに勝つためのヨット競技が教育されていた。上級生から指導された**技術**を教え込まれながらも，ヨットレースで勝つために絶対に身につけないといけないと再三言われたのが，「**ストラテジー**と**タクティクス**」であった。

　20～50数艇が一度にスタートするヨットレースは「スタートライン」から「フィニッシュライン」まで，ただひたすら速ければ勝てるという競技ではない。レースを戦うにあたって大局をコントロールしながら最終的に自艇が勝つための戦い方を「**ストラテジー：戦略**」といった。ではその「**ストラテジー：戦略**」とは何なのか？

　ある局面で大まかな数艇(フリート)を「ルール」や「刻々と変化する自然現象」に制限されながら，それをむしろ武器にして技術を駆使して戦う（=「**戦闘**」）。できるだけ自艇を有利な位置にし，他艇を不利な状況にコントロールして，そのフリート内で上位を目指すための作戦を「**タクティクス：戦術**」といった。そういった局面をいくつも重ねていき，どう大局をコントロールしながらその「**戦闘：技術**」を使って最終的に自艇が勝つための手段が「**ストラテジー：戦略**」なのである。

　いくら局所で，ライバルの一艇に勝っても，総合順位を考えずに戦っていたらボロ負けになるということもあった。それは「**タクティクス：戦術**」を用いて局面で（その一艇に）大勝しても，「**ストラテジー：戦略**」として総合順位は克服できず「**ストラテジーの失敗はタクティクスでは回復し得ない**」ことになる。だから体力，技術がいくらあっても「**頭が悪いと勝たれへんぞ**」とよく言われた。いい「**ストラテジー：戦略**」とは，自分の技術を知ったうえで，ルールを駆使して「**地形や風，波，潮の流れなどの変化や不測の事態を予測**」を考慮に入れて立てるものであった。だから「**ストラテジー：戦略**」を無視した**腕自慢ではダメ**なのである。

◆ そもそもStrategyとTacticsって？

　*Strategy*は「**戦略**」，*Tactics*は「**戦術**」と和訳される。現代社会でも書店では「経営，マーケティングなど」のコーナーで書籍の題名などでよく見かける。和訳するとほぼ同じようなニュアンスに見えるが意味は全く違う。よくよく調べてみるとプロセイン王国の**カール・フォン・クラウゼヴィッツ(Carl von Clausewitz)** という人物の「**戦争論**」という本に定義や考え方が記され理解，引用されている。

▶「戦争論」における Strategy と Tactics

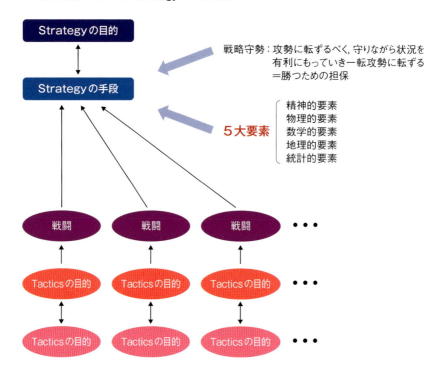

　「戦争論」という専門書は分厚くて難解である。そこで解説書を参考にしながら読んでみると少しわかってきた（ような気がした）。

「戦争論」の詳細は以下のようになる。

| 「ストラテジー：戦略」　全体的な計画，大局的な戦い方。**本質的な計画なので変更は困難。**
| 「タクティクス：戦術」　個別の作戦，局地的な戦い方。「ストラテジー：戦略」に基づいていることが必須。

　つまり「**ストラテジー：戦略**」とは予定通りに進めるべきものであって，その場その場で計画を見直すようなものではない（それではストラテジーとはいわない）。それほど見極めておかなければならないものなのである。

　では局所，局所の戦いに勝つために「行け！戦え！」でよいのだろうか？　「**戦闘(力)：技術**」を十分に持っている必要は当然あるが，それを効果的に実行しなければいけない。その有利に利用する方法が「**タクティクス：戦術**」なのである。

結果として「**ストラテジー：戦略**」により，いかに最終的に大局で勝つかをグッドデザインして，それを目標に，「**タクティクス：戦術**」を駆使しながら，いくつもの「**戦闘(力)：技術**」を実行していく積み重ねなのである．

　「**ストラテジー：戦略**」も「**タクティクス：戦術**」も成し遂げるための**目標**があり，そのためにどうしたらいいかという**手段**がいる．さらには，その「**ストラテジー：戦略**」の手段の根拠になるのが「**戦闘(力)：技術**」であるが，それを効果的に発揮するための「**タクティクス：戦術**」なのである．

　ではどうすれば正しく設定できるのであろうか？　「**ストラテジー：戦略**」も「**タクティクス：戦術**」も**目的**と**手段**に整合性がなければいけない．つまり「手段」を講じても確実に「目的」に達しないのであれば，その計画はおかしいのである．「**ストラテジー：戦略**」や「**タクティクス：戦術**」は，想定された計画が粛々と遂行されていれば，成果が得られるのである．これを 過不足のない努力 と表現されて言い得て妙である．正しく考えなくてはいけない．

　「**ストラテジー：戦術**」は，繰り広げられる「**戦闘(力)：技術**」により成り立つが，無数の**要素**によって条件(制限)づけられるので，あらかじめその要素を考察して，「**ストラテジー：戦術**」を立てなければならない．要素とは次の5つを挙げている．すなわち**精神的(特にこの要素は強調されている．自信を持った状態など)，物理的，数学的，地理的，統計的要素**である．これらの**5要素**は互いに複雑に絡み合っているので．決してバラバラに扱うのではなく，全体の現象として総合的に判断して「**ストラテジー：戦術**」にfeedbackして組み立てなければならない．

　あともう一点，ではどう**攻略**していくか？　戦う手法には昔から何にしても「**攻め**」と「**守り**」がある．一見，攻めているほうが格好良さそうである．大河ドラマでは籠城戦している側がよく負けているし…．でもそういうことではないらしい．攻めのイメージを「**戦略攻勢**」，守りのイメージを「**戦略守勢**」と呼ぶ．しかしこの格好悪そうな「**戦略守勢**」は決して守り一辺倒ではない．**守りながら攻めるのを待っているのである**(援軍の見込めない籠城とは全く違う)．周到な準備をしたうえでスキをうかがって攻め入ろうとしているのである．一方，格好良さそうな「**戦略攻勢**」は攻めていながら，臨機応変に防御をしないといけない．つまり，不測の事態に陥りやすいのが決定的なデメリットということである．

　なにか，この「**攻め**」と「**守り**」の関係は，よくよく実際の手術で経験したような気がするのは私だけであろうか？

◆ 外科手術の *Strategy* と *Tactics* って？

　手術には「定型化が重要である」といわれる．そもそも定型化とは何だろうか？　果たして「当院ではこんな感じで定型化してます！」と定型化と言ってしまえば定型化？　「順番を決めて型どおりにやってます！」だったら定型化？　そういう術式で例えば「ここでいきなり○○静脈が出てきましたので…」とか，「この症例は△△だったのでこんな感じにしてみました」とか…．これらは決して定型化ではない．

▶「外科手術」のStrategyとTactics

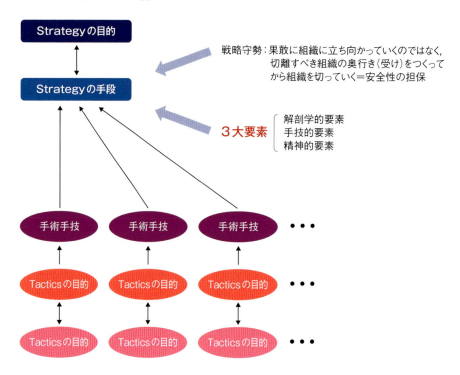

　「定型化」は本質的に合理的に安全に行える手技であって，症例によって軽々しく（フレキシブルといった安易な表現は適切ではない）術式がしばしば変更されるようでは決していけない。その点で，私はまさに「定型化」イコール「*Strategy*」と考えている。そしてその定型化された術式とは「**Strategyのもとで*Tactics*により発揮された一連の手術手技**」であろう。だから「定型化」は*Strategy*なので定義上「全体的で，本質的な計画なのでは変更困難」なのである。

　「外科手術」に読み替えると「**ストラテジー：戦略**」イコール「**定型化**」の**目的**は「いかに安全で，再現性があり，臓器損傷などの術中合併症を起こさずに行えるか？」といえる。そしてそのための**手段**は局面，局面で行う技術（術者，助手，スコピストのテクニックとコメディカルの協力）すなわち**手術手技（戦闘力）**の積み重ねにより達成される。**手術手技**は「**タクティクス：戦術**」という**工夫**で局面，局面を克服していくのである。

　ただし，注意点がある。「いくら**手術手技**が上手でも安全な**手術の行程**にはならない」ことを認識しておかなければならない。難易度の高い手術では，最低限の腹腔鏡の基本手技は必須である（例えば内視鏡外科学会の技術認定医など）が，「腕自慢だからできる」術式ではいけない。そのような術式は個人的に極めて高い**手術手技**と**工夫**にのみ可能なのであり，再現性がない。そして，ひとたび偶発症が起きれば術式全体に大きな影響を与えて全く「**定型化**」から逸脱する。これは「**ストラテジーの失敗はタクティクス（局所の手技）では回復し得ない**」例というべき逆の発想（つまり無理な**タクティクス**ではよい手術はできない）なのである。

さて，外科手術において「**ストラテジー：戦略**」を組み立てるのにあたって影響する**要素**は何であろうか？　実際には多くの局面が存在するので「**タクティクス：戦術**」にも影響する。それを考慮して外科手術では「**解剖学的要素**」，「**手技的要素**」，「**精神的要素**」の3要素と考えた。この3要素はそれぞれ影響しあっている。つまり「この解剖は難解だからここを攻めると不安だ」，「ここの解剖はわかりやすいからいけるぞ」，「この構造（解剖）は攻めにくいからこうしたほうが安心だ」などである。「**戦略攻勢**」，「**戦略守勢**」で考えるといいかもしれない。処理が容易なところは「**攻め時**」でいいだろう。しかし解剖が難しい，攻めづらいところは「**攻めるな**」であろう。そういう時こそ「**戦略守勢**」である。では実際にはどういう守りがあるか？それは「難解な解剖」に「メルクマール」を利用したり「受け」を作ってお膳立てしたりする。まさに攻め込まず，隙を作って「手技を容易にできる」ようにして，一気に攻める「**戦略守勢**」と思う。

実際の術式の項における3要素には，スタンプを張っている。リスクがあるものは赤のスタンプで 攻めるな irregular解剖 手技難 など，ポイントとして黄色のスタンプで 手技ポイント ，いい状況やお膳立てなどの準備やいい状況は緑色のスタンプで 見える解剖 メルクマール 手技易 ，そして「**戦略守勢**」攻めるタイミングが青色のスタンプで 攻め時 などである。文章を読んでいただいてもわかる内容にしているつもりであるが，視覚的に印象に残れば幸いである。

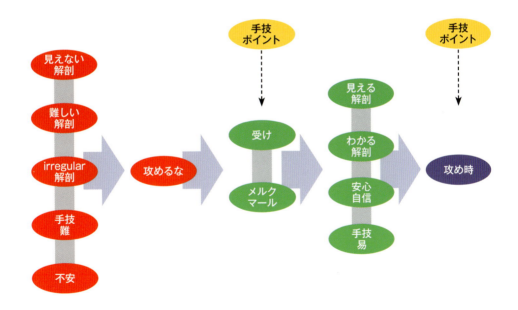

参考文献

1) Carl Von Clausewitz, J. J. Graham: On War: Vom Kriege. Createspace Independent Publishing Platform, Colorado Springs, 2016.
2) Carl Von Clausewitz; 日本クラウゼヴィッツ学会(訳): 戦争論 レクラム版. 芙蓉書房出版, 東京, 2001.
3) カール・フォン・クラウゼヴィッツ; 兵頭二十八(訳):［新訳］戦争論. PHP研究所, 京都, 2011.
4) 井門満明: クラウゼヴィッツ「戦争論」入門. 原書房, 東京, 2010.
5) 石津朋之: 名著で学ぶ戦争論. 日本経済新聞出版社, 東京, 2009.
6) カール・フォン・クラウゼヴィッツ: 戦争論. イースト・プレス, 東京, 2011.

解剖学的要素：横行結腸間膜とその周囲

- ◆ 1. 膜と *layer*
- ◆ 2. 横行結腸間膜と間膜内脂肪織
- ◆ 3. 横行結腸間膜内の血管
    - ▶動脈
    - ▶静脈
- ◆ 4. 横行結腸間膜の後葉と周囲臓器の関係
- ◆ 5. 横行結腸間膜の後葉
    - ▶右側
       StrategyとTacticsへのヒント
    - ▶左側
- ◆ 6. 横行結腸間膜の前葉と周囲臓器の関係
    - ▶右側
       StrategyとTacticsへのヒント
    - ▶左側と脾彎曲
       StrategyとTacticsへのヒント

1. 膜とlayer

臥位を基準とすると，結腸間膜にはすべて腹膜面と背側面がある。例えばS状結腸間膜を例に挙げると，S状結腸間膜の腹側面は「前葉」と認識できる。この「S状結腸間膜の前葉」は漿膜に覆われており，真の膜構造として認識できる。本書ではこのような漿膜面を有する面を「膜」とよぶ(**図1**)。

腸間膜は内部に郭清すべきリンパ節や血管を含む「**間膜内脂肪織**」をもつ。

S状結腸間膜の背側面の「後葉」はどうであろう。一部は膜を持たず下腹神経前筋膜にfusionしている。つまり真の膜構造を有していない。しかし「**間膜内脂肪織**」を包む膜様組織があり，これらは腸間膜を授動した後に認識できる疎性結合組織で，各臓器などでさまざまな解剖学的名称で呼ばれている。本書では膜のようにできる疎性結合組織の総称を「**layer**」とよぶ。

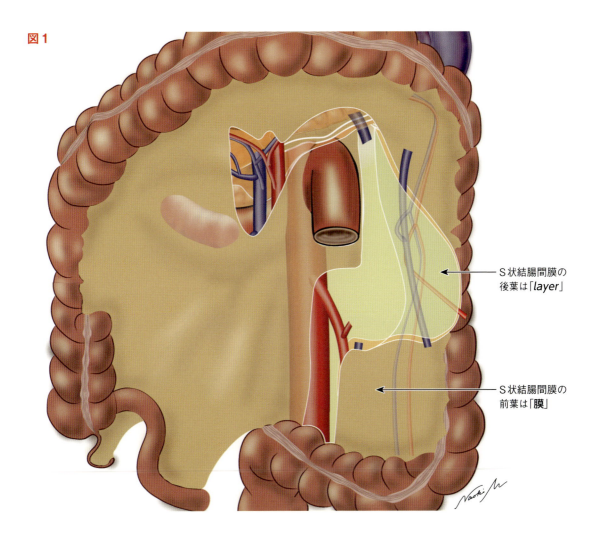

図1

S状結腸間膜の後葉は「layer」

S状結腸間膜の前葉は「膜」

つまり腸間膜などは，腹腔内に露出しているところでは「**膜−layer−間膜内脂肪織**」となるし，他臓器やほかの構造物と接している（fusionしている）ところでは膜は存在せず「**layer−間膜内脂肪織**」となる（**図2**）。

　右側結腸間膜の前葉，左側結腸間膜の前葉，直腸固有間膜の左右葉は腹腔内に露出し，「**膜−layer−間膜内脂肪織**」の構造である。また周囲に隣接する重要臓器はほとんどなく，構造はシンプルで理解しやすい。一方，右側結腸間膜の後葉，左側結腸間膜の後葉，（直腸後腔の剥離後に露出するいわば直腸間膜の後葉である）直腸固有間膜は「**layer−間膜内脂肪織**」のみの構造で背側へfusionしている。

　周囲臓器に近接せず，単純な前葉，後葉をもつこれらの結腸，直腸間膜は，腸間膜の授動がしやすい。またこれらの腸間膜の基部には郭清すべき血管の分岐が位置し，分岐や走行は単純なことが多い。結果として授動と間膜の切離がそのままリンパ節郭清，血管の切離となり，手術手技として理解，定型化しやすい（Rb領域，肛門管周囲は除くが）。

　では，横行結腸はほかの腸間膜と比べてなぜ構造が複雑なのか？　自然な位置にある横行結腸間膜は尾側に垂れるように位置しているので，本書では，横行結腸間膜の腹側面を「前葉」，背側面を「後葉」とよぶ（**図3, 4**）。次節から横行結腸間膜をとりまく解剖を考えてみたい。

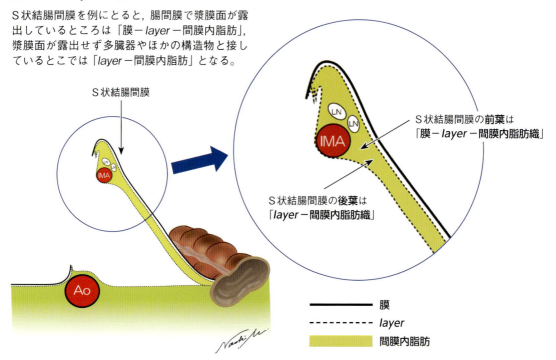

図2　膜とlayerの定義
S状結腸間膜を例にとると，腸間膜で漿膜面が露出しているところは「膜−layer−間膜内脂肪」，漿膜面が露出せず多臓器やほかの構造物と接しているとこでは「layer−間膜内脂肪」となる。

図3 前葉の定義

横行結腸間膜が尾側に自然に垂れている位置にあるとき，腹側面を「横行結腸間膜の前葉」とする。

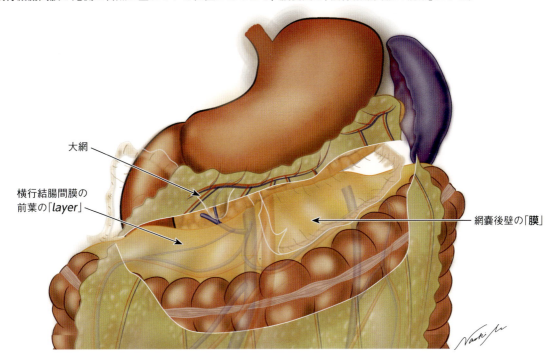

図4 後葉の定義

横行結腸間膜が尾側に自然に垂れている位置にあるとき，腹側面を「横行結腸間膜の後葉」とする。

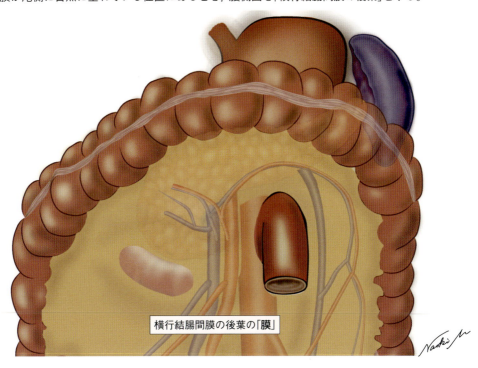

◆ 2. 横行結腸間膜と間膜内脂肪織

横行結腸間膜は前葉の *layer* と後葉の膜で間膜内脂肪織を包む。間膜内には破格と分岐に富む脈管がある。

横行結腸間膜の基部の中心には血管を有し，最も厚みがある。<u>低BMI症例</u>でもかなりの幅がある。しかし，この基部は立ち上がる間膜で自由度は高い。

一方で，横行結腸間膜の基部の両側はかなり薄くなる。<u>高BMI症例</u>でもかなり薄い。

基部から左側に進むと，*Treitz*靱帯近くで横行結腸間膜は最も薄い。さらに脾彎曲方向に左側へ進むと，横行結腸間膜の前葉の *layer* は背側へ回り，下腹神経前筋膜（*Gerota*筋膜）へfusionする（図5➡矢印）。

基部から右側へ進むと，膵頭部から十二指腸球部～下行脚で最も薄いことが認識できる。膵頭部前面ですでに横行結腸間膜の後葉の *layer* は広くfusionしている。また，さらに肝彎曲方向に右側へ進むと，横行結腸間膜の前葉の *layer* は背側へ回り，その連続面は十二指腸前面，下腹神経前筋膜（*Gerota*筋膜）へfusionしていく（図5➡矢印）。

図5 横行結腸間膜と間膜内脂肪織

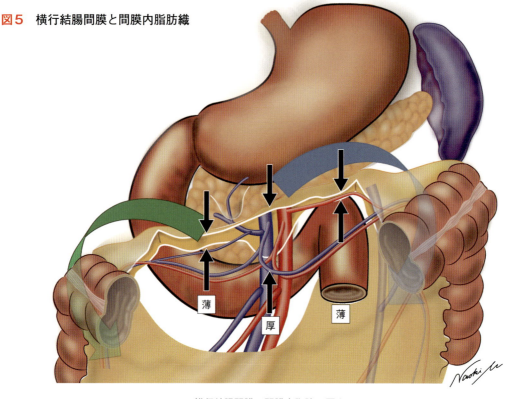

横行結腸間膜＝間膜内脂肪の厚さ

◆ 3. 横行結腸間膜内の血管

　横行結腸間膜内の代表的な血管で，主リンパ節の基部となる動脈は*MCA*であり，並走する静脈は*MCV*である。しかし，**動脈，静脈ともに破格，分岐に富み複雑である**のがこの領域の特徴である（図6A）。

図6A

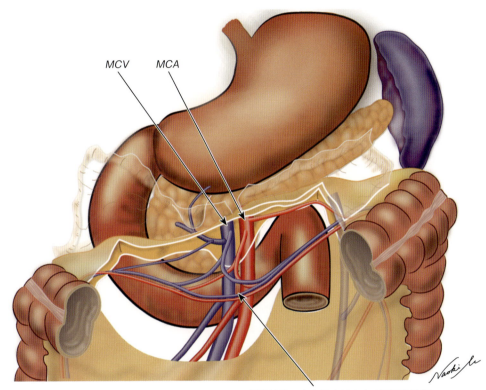

横行結腸の中央部を並走する辺縁動静脈
（イラストが見やすいようにこれ以降は省略します）

▶動脈

　動脈の切離はリンパ節郭清に直結するが，*MCA*は「D3郭清」では（郭清の精度を落とさないという前提で）横行結腸の肝弯曲，もしくは脾弯曲への血流を温存するために「共通管は温存し左枝，もしくは右枝を切離する」といったケースがある。そのためには「腫瘍に流入する動脈がどれなのか？」「どのような分岐をしているのか？」ということを理解したうえで，血管周囲のリンパ節，組織を郭清，切離しなければならない。

　*MCA*の多くは*SMA*から立ち上がりに左枝，右枝に分岐する（ほぼ100％）[1〜4]。また膵下縁に沿って左側へ進んで左側横行結腸に向かう*AMCA*というのもある（4〜49％）[1,4,5]。「左枝と右枝が独立分岐する」症例もあるが，こうなると「*MCA*の本

幹とAMCAがある」症例との厳密な違いがわからなくなる。またMCAからRCAの分岐、RCAからMCAの分岐と表現される形態もあるが、これも厳密な違いはわからない。「解剖や分類」の重症性を決して否定するわけではないが、特殊な分岐をいちいち取り上げてパターンを厳密に定義しても複雑を極めるだけで、術式を補助するほどに理解が深まるとは思えない。詳細は他書、文献を参考にしていただきたい。

MCA領域の動脈の要点は，
①左枝，右枝を持つ共通管，②左枝，右枝の独立分岐，③AMCAの可能性がある程度でいいと考えている（図6B）。

図6B

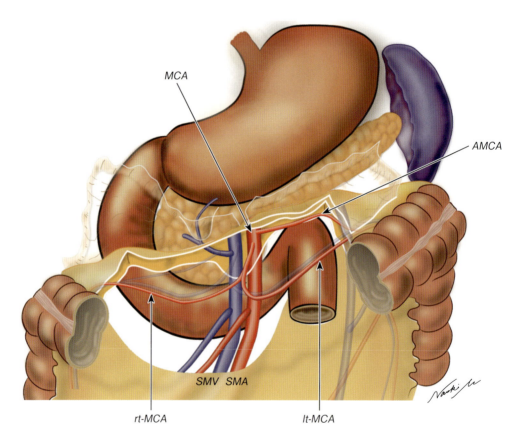

▶静脈

静脈，広義のMCV領域の考え方は動脈とは異なる。MCVは横行結腸からのdrainage veinであり，血流を温存することに意義はあまりないかもしれない。むしろ温存すると，小切開から標本を摘出，吻合操作をしている際に静脈損傷してしまう危険性がある。そこで静脈の切離に求められる手技はMCAほど複雑ではなく，SMVやGTH分岐部で切離すればいい（つまり左枝や右枝の温存にこだわる必要はない）。

ということは，静脈の認識は「SMVやGTHから横行結腸に向けて何本の静脈があるか？」でいい。そして「共通管なのか？」，「独立分岐なのか？」もあまり重要でない。特徴的な静脈であるGTHは多くの症例にみられる（約70〜90％）[6, 7]。GTHはARCVを分岐する重要な血管で，これらは規約の上では郭清に関係ないが，ARCVは分岐近くで並走する動脈がないので「静脈損傷」という重大な術中合併症に関連する可能性があり，適切に処理する必要がある。そこで可能であれば術前のAngio-CTで「ARCVの本数が何本あるか？」は把握したほうがいい。ちなみにGTHから分岐するRGEVは胃結腸間膜（大網）内の静脈であり，結腸手術において切離，処理する必要は全くない。

MCV領域の静脈の要点は，
①SMVから何本の静脈があるのか？，②GTHから分岐するARCVが何本あるのか？　という程度でいいと考えている。また定義の問題はあるが，一般にMCVはSMVから，ARCVはGTHする分岐するが，GTHから分岐する明らかにMCVに見える静脈もある。だからあまり名称にはこだわらなくてもいいと考えている（図6C）。

図6C

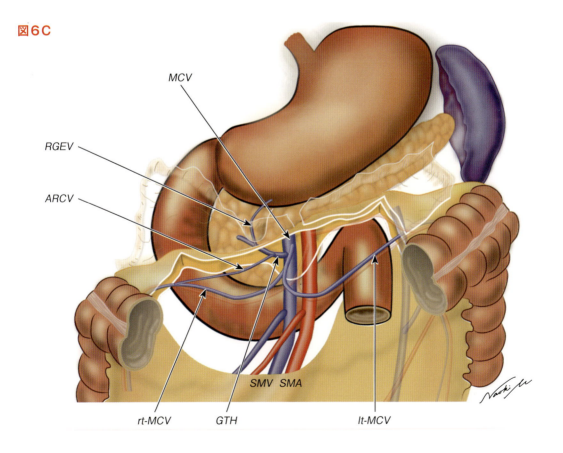

ところで，術前のAngio-CTで情報を得ていれば手術は万全なのであろうか？「静脈相」の描出は「動脈相」のそれより技術的に容易でないため正確ではない。その「静脈相」の不確実性は大きな問題である。そのため「Angio-CTに描出されてないから絶対ない」というわけにはいかない。

以上のような血管の走行の破格や分岐の特徴を知識として知っておく必要はあるが，大切なことは，**術前のAngio-CTの情報量を補完できるほどの安全な術式のStrategyとTacticsが求められる**ことである。

文献

1) Garćia-Ruiz A, Milsom JW, Ludwig KA, Marchesa P: Right colonic arterial anatomy. Implications for laparoscopic surgery. Dis Colon Rectum 1996;39:906-11.
2) SONNELAND J, ANSON BJ, BEATON LE: Surgical anatomy of the arterial supply to the colon from the superior mesenteric artery based upon a study of 600 specimens. Surg Gynecol Obstet 1958; 106:385-98.
3) Steward JA, Rankin FW: Blood supply of the large intestine: its surgical considerations. Arch Surg 1933; 26: 843-91.
4) VanDamme JP, Bonte J: Vascular Anatomy in Abdominal Surgery. Thieme Medical Publishers, 1990.
5) Nelson TM, Pollak R, Jonasson O, Abcarian H: Anatomic variants of the celiac, superior mesenteric, and inferior mesenteric arteries and their clinical relevance. Clin Anat 1988; 1: 75–91.
6) Yamaguchi S, Kuroyanagi H, Milsom JW, et al: Venous anatomy of the right colon: precise structure of the major veins and gastrocolic trunk in 58cadavers. Dis Colon Rectum. 200; 45: 1337-40.
7) Ogino T, Takemasa I, Horitsugi G, et al: Preoperative evaluation of venous anatomy in laparoscopic complete mesocolic excision for right colon cancer. Ann Surg Oncol. 2014; 21: S429-35.

◆ 4. 横行結腸間膜の後葉と周囲臓器の関係

　横行結腸間膜の後葉は，一見，ほとんどの部位が「**膜－layer－間膜内脂肪織**」の構造であるように見えてしまう。しかし，実際にこの構造を典型的にとっているのは横行結腸間膜の基部から一部の左側だけである。右側の肝彎曲から膵頭部前面では「**layer－間膜内脂肪織**」となる（後述）。また，**左右で接する構造は全く非対称**である。

図4　後葉の定義（再掲）

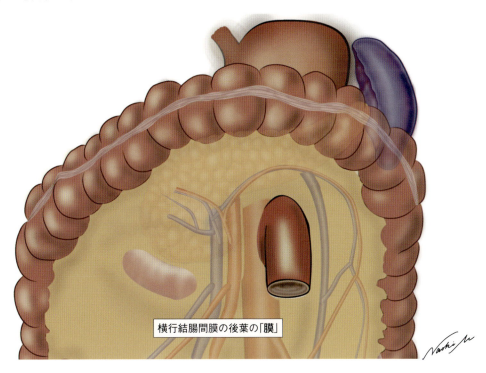

横行結腸間膜の後葉の「膜」

◆ 5. 横行結腸間膜の後葉

▶右側

　横行結腸間膜の基部から右側の横行結腸間膜の後葉は，十二指腸下行脚・水平脚や膵頭部とfusionしていることは容易に理解できる。回盲部切除術や右半結腸切除術の内側アプローチの経験からわかるとおり，十二指腸水平脚の前面から頭側へ剥離を進めたときに，腹側へ展開され露出されるのが右側の横行結腸間膜の後葉の*layer*で，この*layer*の頭側縁は*GTH*となるわけである（*ARCV*を分岐する*GTH*は広義に横行結腸間膜内の静脈ともとれる）。膵前面にある横行結腸間膜の脂肪織は薄いので，この*layer*から*GTH*や*ARCV*は容易に透見できる（だから最も薄いことを実感できるし，内側アプローチが成立する）。

　右側の横行結腸間膜の後葉の*layer*と膵前面は単純にかつ緩いfuisonであり，irregularな癒着はない。

StrategyとTacticsへのヒント

　たとえ高BMI症例でも，一定に剥離できる。つまり，常に同じ解剖構造を求めることができるのである。その点で尾側からの剥離による*ARCV*へのアプローチのほうが再現性は高くなり，安全であると思われる（図7）。

　腸管近くは右側の横行結腸間膜の後葉は膜で，これは右側結腸間膜の前葉の膜へと連続する。これは理解しやすい（図8➡矢印）。一方で，膵近くの右側の横行結腸間膜の後葉の*layer*はというと（膵前面からの剥離層から）右側結腸間膜の前葉の*layer*へとはいかず，図8⇨矢印のように，むしろ後葉の*layer*へ連続していくように実感してしまう（逆方向でみると，右半結腸切除術の内側アプローチで，右側結腸間膜の後葉の*layer*を頭側へ剥離していくと，横行結腸間膜の後葉の*layer*に達する，図8⇨矢印）。これは十二指腸前面の結腸間膜が薄く，容易に相互の*layer*に交通してしまうからであろうか？「不連続」なのに「連続」してしまう結果，その違和感のため解剖が複雑に思えてしまう。

▶左側

　横行結腸間膜の基部や腸管寄りの左側の横行結腸間膜の後葉は膜であり「膜－*layer*－間膜内脂肪織」の構造をとりながら，横行結腸間膜の後葉からそのまま左側結腸間膜に前葉に移行していく（図8➡矢印）。これは見たままその通りで理解しやすい。しかし，頭側には膵があり，立体構造として認識するのは難しく，注意が必要である（横行結腸間膜の前葉の左側の項で後述）。

図7 横行結腸間膜の後葉の右側のlayer

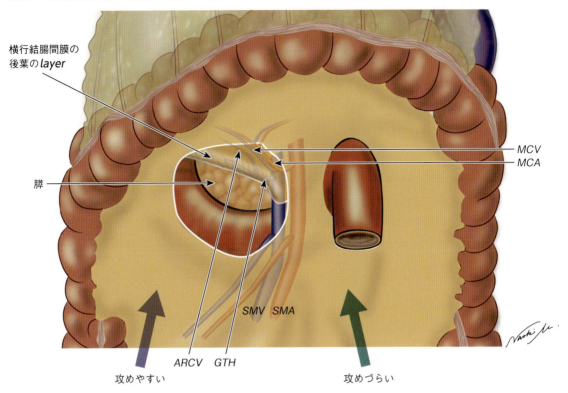

図8 横行結腸間膜の後葉の連続性

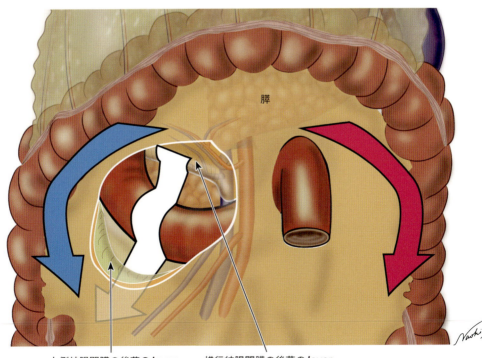

◆ 6. 横行結腸間膜の前葉と周囲臓器の関係

横行結腸間膜の前葉は，ほとんどすべてが *layer* で膜はほぼない。症例によるが，あるとすれば大網で覆われない肝彎曲部の一部ぐらいであろうか？　その結果，横行結腸間膜の前葉の腹側面のほとんどが「*layer* －間膜内脂肪織」の構造をとっている。つまり「何か」を剝離しないと横行結腸間膜の前葉の *layer* は出てこないのである。

横行結腸間膜の前葉の腹側には，網嚢右界を境界に，左側は網嚢後壁が，右側は胃結腸間膜（大網）が fusion している（図9↔矢印）ので，**左右で接する構造は全く非対称である。** 基部は自由度が高いが，脾彎曲，肝彎曲は背側へ fusion しており，自由度はきわめて低い（図9）。

図9　横行結腸間膜の前葉と周囲臓器の関係

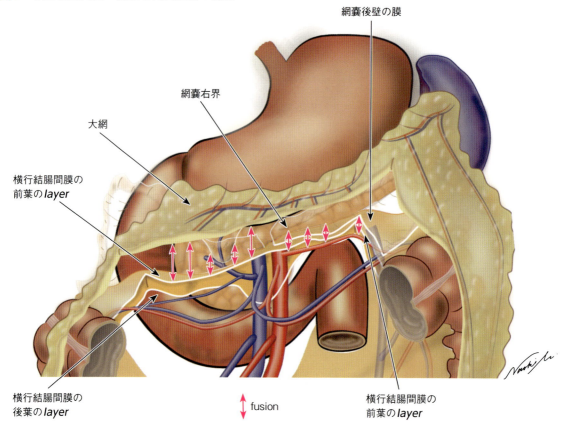

▶右側

GTHから分岐するARCVは**横行結腸間膜**内の血管と認識される。一方で，GTHから分岐するRGEVは**胃結腸間膜**内の血管である。さらには膵へ向かうASPDVは**膵前筋膜**内の血管である。つまり，GTHは「**横行結腸間膜の前葉のlayer**」と「**胃結腸間膜のlayer**」と「**膵前筋膜のlayer**」の境界といえる。横行結腸間膜の前葉からARCVを根部で切離するには「**胃結腸間膜のlayer**」からと「**膵前筋膜のlayer**」から完全に剥離する必要がある（図10）。

図10 横行結腸間膜の前葉の右側

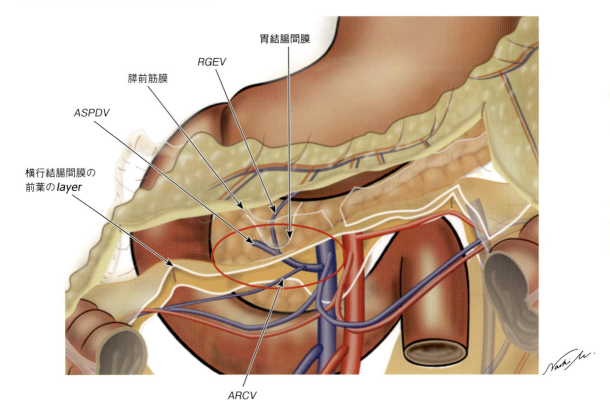

では*GTH*に簡単にアプローチできるのか？　外側（頭側）アプローチの方向から見ると，横行結腸間膜の前葉の*layer*には胃結腸間膜（大網）がfusionしているが，*RGEV*近傍ではしばしばirregular（図11×印）な癒着をみることがある。これは癒着のない（つまりfusionしかしていない）後葉とは大きな違いである（図11）。

> **StrategyとTacticsへのヒント**
> 　高BMI症例などでは，さらに厚い脂肪（大網）切離することになり，しばしば*ARCV*の処理に難渋する。つまり，標準的な正常解剖を期待しないほうがよい。*ARCV*の根部には支持する動脈は並走していないので，静脈損傷に十分に注意しなければならない。

　また，前述のとおり，横行結腸間膜の前葉の*layer*は肝彎曲方向に右側へ進むと，背側へ回り，十二指腸前面，下腹神経前筋膜（*Gerota*筋膜）へfusionしていく。そして，十二指腸前面でもっとも薄くなる（図12）。

▶左側と脾彎曲

　横行結腸間膜の左側は図で示すとシンプルに表現できる（図13）。つまり「横行結腸間膜の左側の*layer*」は網嚢右界近傍から左側へ膵下縁から立ち上がる。*Treitz*靭帯の近くでは間膜は最も薄く，自由度は高い。そして前面に「網嚢後壁の膜」がfusionし，「大網」がさらにその前面を覆って網嚢腔を形成し，さらに脾彎曲へ延びる（図13）（ちなみに網嚢は胃の腸間膜なので，横行結腸間膜とは別のものである）。

　しかし，この図を用いただけで安全な手術に直結する解剖ができるであろうか？　そして「横行結腸間膜の左側の*layer*」，「網嚢後壁の膜」，「大網」，「膵」，「脾」を知っていればできるのであろうか？　StrategyにつながるTacticsに役立つ関連の図を出すとすれば以下の通りに**4段階**に解釈すればよい。

図11 横行結腸間膜の前葉の右側

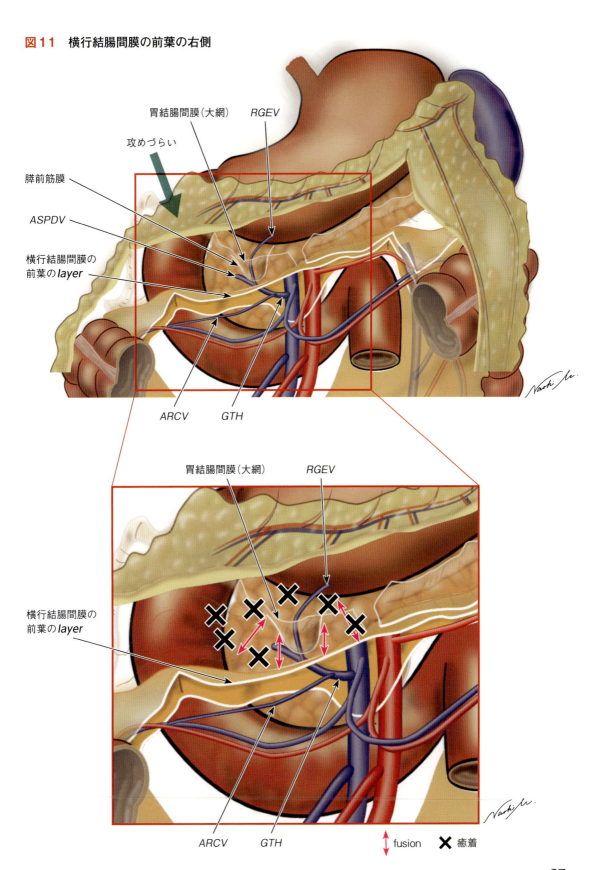

図12 横行結腸間膜の前葉の右側

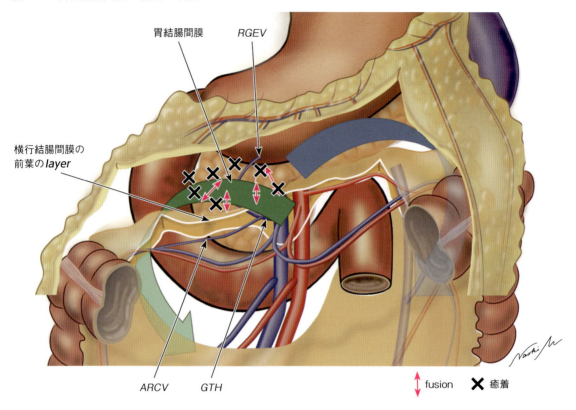

図13 横行結腸間膜の前葉の左側と脾彎曲

横行結腸間膜が尾側に自然と垂れている位置にあるとき，腹側面を「横行結腸間膜の前葉」とする。

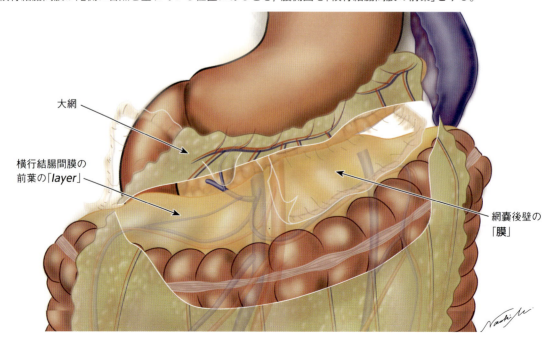

解剖学的要素：横行結腸間膜とその周囲

StrategyとTacticsへのヒント

① 「横行結腸間膜の前葉の*layer*」は網嚢右界から左側へ膵下縁から立ち上がるが，体部あたりから膵下縁から離れ，すなわち立ち上がっていた「横行結腸間膜の前葉の*layer*」から背側へfusionする「左側結腸間膜の後葉の*layer*」へ移行していく．すなわち，実際の手術では「横行結腸間膜の前葉の*layer*」を脾彎曲から授動するには図14に示す➡矢印を追って膵下縁から「切離」して背側から「剥離」すればいい．

② しかし，「横行結腸間膜の前葉の*layer*の腹側面には「網嚢後壁」がfusionしている．この「網嚢後壁」を切離するには「横行結腸間膜の前葉の*layer*」と違い，図15に示す➡矢印のように，膵体尾部に向かっても膵下縁から離れず脾彎曲へ向かう．すなわち，実際の手術でも「網嚢後壁」を膵下縁に切離していく方向は背側へ向かわない．その結果，脾彎曲方向へ「膵下縁を切離する」ということは「網嚢後壁の膜」を脾彎曲に向けて切離を進めることと，「横行結腸間膜の前葉の*layer*」の切離と授動に構成される．

図14

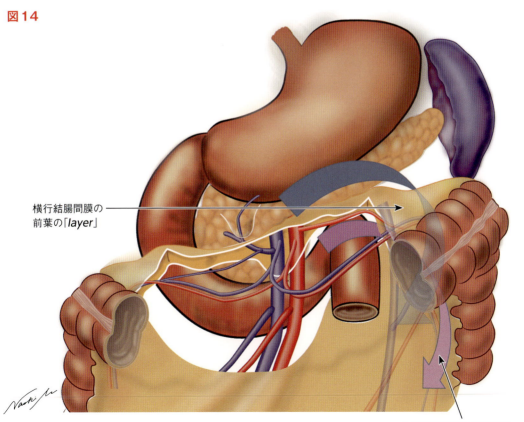

横行結腸間膜の前葉の「*layer*」

左側結腸間膜の後葉の「*layer*」へ

③これに加え,「大網」が「網嚢後壁」,「横行結腸間膜の前葉の*layer*」を覆う。つまり実際の手術では**図16→矢印**のように,さらに切離を脾彎曲より腹側,外側へ進める必要がある。

④さらにはirregularな構造が手術を難解とする。解剖書には「**脾結腸靭帯**」「**横隔結腸靭帯**」なる構造が記されているが,明らかに認識できるものもあるが,irregularな「大網」の癒着が網嚢内や脾・横隔膜周囲で起こることにより,わからないことが多い(**図17**)。むしろ認識で認識できないものとして,手術のStrategyを立てたほうがいい。

①〜④の特徴を考慮すると,一つひとつの解剖は理解しやすいが,重なると途端に難解となる。

これらを,立体感をもって手術手技につなげるには工夫が必要である。特に脾彎曲はirregularな癒着,**高BMI症例**の重厚な脂肪は,手技を難解とさせることを留意しなければならない。

図15

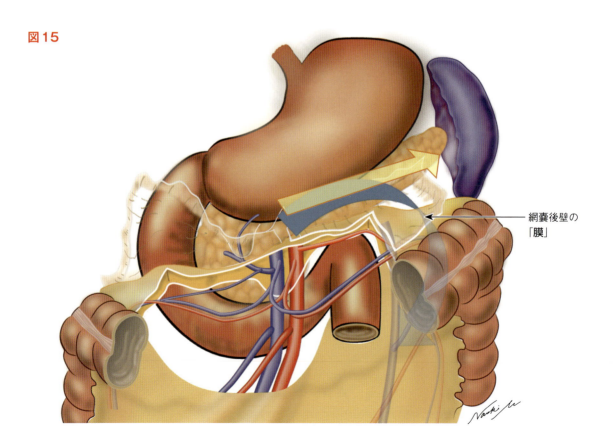

網嚢後壁の「膜」

解剖学的要素：横行結腸間膜とその周囲

図16

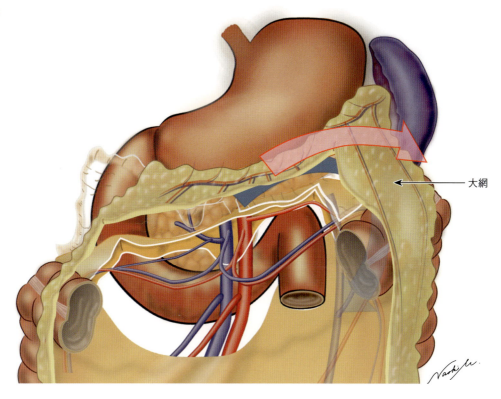

← 大網

図17

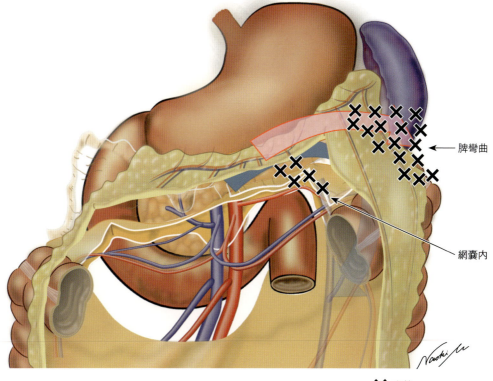

← 脾彎曲

← 網嚢内

✕ 癒着

31

横行結腸部分切除術

MCA周囲の解剖

図1

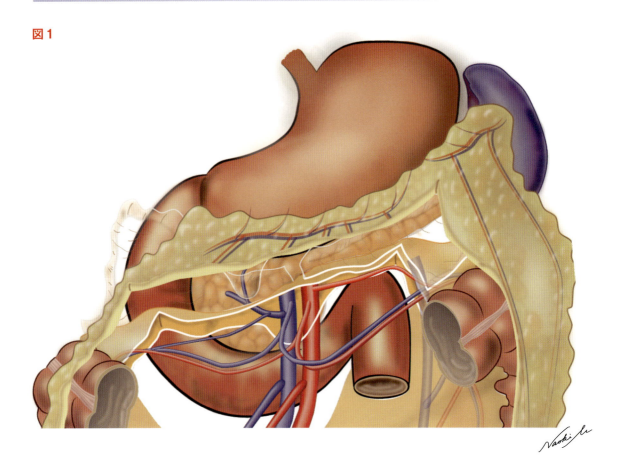

■ 体位

開脚位。右腕外転，左腕内転。

■ ポート位置（図2）

Ⓐ臍上　　　：12mm
Ⓑ下腹部正中：12mm
Ⓒ左下腹部　：12mm
Ⓓ左上腹部　：5mm
Ⓔ右下腹部　：5mm
Ⓕ右上腹部　：5mm

図2　ポート位置

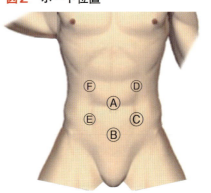

◆ 横行結腸部分切除術のStrategyとTactics

　横行結腸部分切除術の*Strategy*の根幹，目的は「いかに安全で，再現性があり，臓器損傷などの術中合併症を起こさずに行えるか？」である。

　逆説的に考える。その逆は「リスクのある手技を要し，迷いながら術野を幾度となく変え行ったり来たりし，挙句の果てに多臓器損傷や出血をきたす」となる。決してそんな術式であってはいけない。「まさか…，そんなバカな術式はあるか！」と思うかもしれないが，得てして不本意ながらそういう局面に陥ってしまう状況があり，それでは同じことなのである。

　実際の局面，局面で困難な状況に遭遇すれば，テクニックを駆使し上手に血管の処理，組織の切離をしてなんとか進んでいく。しかし手術は何とか終わっても，それでは手術の**術式**は成り立っていない，つまり*Strategy*がダメなのである。*Strategy*に沿った，大局的にいい術式にならないといけない。

　では横行結腸部分切除術の*Strategy*を達成するためにどういう手段をとればいいのか？

　「安全で，再現性があり，臓器損傷などの術中合併症を避けて行う」のを目標にしても，結腸癌手術でよく用いられる「内側アプローチ先行（膵が見えないのに攻める，実は**戦略攻勢**）」や「外側（横行結腸では頭側）アプローチ先行（静脈処理などをするには不安がある**戦略攻勢**）」では私にはchallengingで少なくとも再現性は保てなかった（だからこの領域の定型化ができなかった）。

　その解決のヒントは前述の「横行結腸間膜と周囲の解剖」にある。「横行結腸間膜の周囲解剖は*MCA*を中心に，頭尾側，左右側とも全く解剖が異なる。また間膜内に複雑に分岐する血管が多く含まれる」のである。この**解剖学要素**の難解さが手術を難しくさせ（**手技的要素**），不安にさせる（**精神的要素**）のだ。だから，安全な手技ができるように解剖を見出し，精神的に追い込まれないようにしたらいい。

　そこでその解剖の特性（詳細は**解剖学的要素**の項）から「横行結腸の手術は内側アプローチ，外側アプローチのように，まるで頭尾側で分けるのではなく，左右で分けたほうがいいのではないか？」という考察となった。

　その*Strategy, Tactics, Operation*は以下のとおりとなる。

> ①「左側の横行結腸間膜を安全に切離するために**外側アプローチ先行**がいいのは膵を直視できることだ」，
> ②「右側は内側アプローチ先行で膵前面の横行結腸間膜の後葉の*layer*はいつも同じように剥離できる。」

　という「ストラテジー：戦略」の**手段**をとればいい。

つまり横行結腸部分切除術の「タクティクス：戦術」は「左側の外側アプローチ先行」と「右側の内側アプローチ先行」で攻めればいいということになる。この術式は，**解剖学要素**に注目することで**手技的要素，精神的要素**に作用，補完することで手技の安全性を担保することができるのである。**戦略的守勢**を重視した「横行結腸部分切除術の *Strategy* と *Tactics*」を示す。

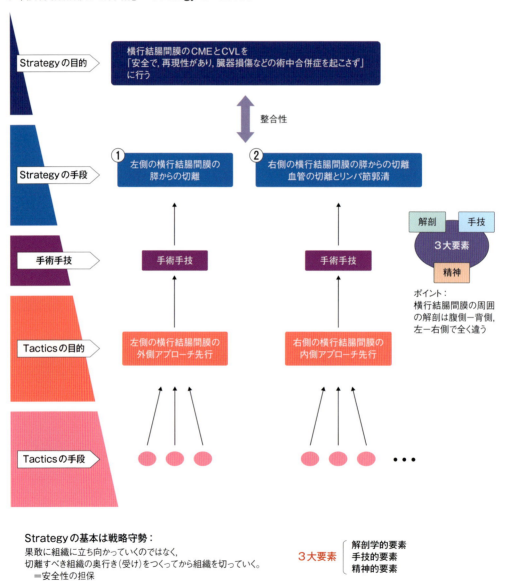

▶「横行結腸部分切除術」のStrategyとTactics

Strategyの基本は戦略守勢：
果敢に組織に立ち向かっていくのではなく，
切離すべき組織の奥行き（受け）をつくってから組織を切っていく。
　　＝安全性の担保

3大要素　解剖学的要素
　　　　　手技的要素
　　　　　精神的要素

横行結腸部分切除術

Strategyの最終目標　横行結腸間膜のCMEとCVLを
「安全で，再現性があり，臓器損傷などの術中合併症を起こさず」に行う。

Strategyの手段　横行結腸間膜の<u>膵</u>からの切離，血管の切離とリンパ節郭清。
左側の横行結腸間膜の前葉，後葉，右側の横行結腸間膜の前葉，後葉を個別に攻略する。

Tacticsの目的と手段　左側の外側アプローチ先行，右側の内側アプローチ先行。

解剖学的要素

最重要 ─ MCAを中心として横行結腸間膜の周囲の解剖は，腹側－背側，左－右側で全く違う！
- 網囊内はよく癒着している。
- 横行結腸間膜の基部では間膜内脂肪は厚い。特に**高BMI症例**ではとても厚くなる。
- 横行結腸間膜の後葉から膵（体部）は見えない（図A）。
- 右側の胃結腸間膜（大網），横行結腸間膜の前葉のlayerのfusion，癒着は不規則である（図B）。特に**高BMI症例**ではさらにわかりづらく，脂肪そのものが術野の展開を難しくする。
- ARCVの基部には並走する動脈がない（**引っこ抜けやすい**）。

図A

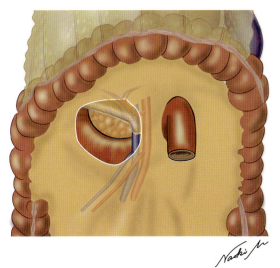

図B

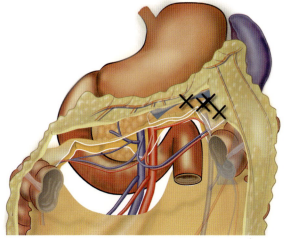

手術の実際

1 網嚢の開放：脾彎曲近傍まで

助手ⓒ，Ⓓで大網を左右に広げ，頭側へ牽引する。
大網を切離して網嚢を開放する。

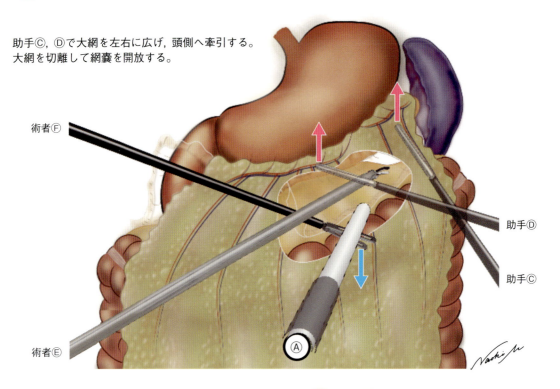

脾彎曲近くになると助手Ⓓで大網の頭側
を腹側へ，助手ⓒで大網の尾側を背側へ
展開する。でも，無理に近づかない。

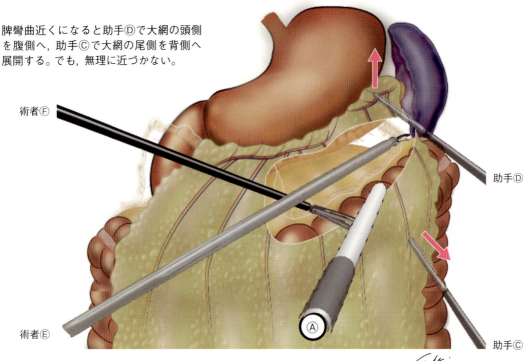

横行結腸部分切除術

Strategyの目的	横行結腸間膜のCMEとCVLを「安全で，再現性があり，臓器損傷などの術中合併症を起こさず」に行う。
Strategyの手段	①左側での横行結腸間膜の膵からの切離。
Tacticsの目的と手段	左側の横行結腸間膜に対する外側アプローチ先行：外側アプローチ。

網嚢の開放

解剖学的要素
- 網嚢内の癒着が見える（網嚢後壁，膵被膜と胃など）。
- **脾彎曲**は大網の癒着が網嚢内，脾臓，横隔膜に不規則に起きている。特に肥満症例では複雑である。

手技的要素
- 助手は大網を，最初はマタドール様に腹側へ展開，左側に進むにつれて頭側腹側と尾側背側に展開すると良好な視野が得られる。

精神的要素
- 目標とする「膵」は必ず見えている。

手術手技　大網の切離を左側へ。
無理に脾彎曲には近づかなくてもよい（ここでは「左側の横行結腸間膜の膵からの切離」を求めているだけである。<u>無駄なことはしない</u>。脾彎曲を授動するときは「左半結腸切除術」の項を参考）。

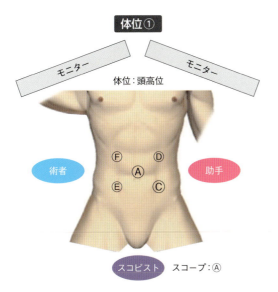

体位①　体位：頭高位　モニター　モニター　術者　助手　スコピスト　スコープ：Ⓐ

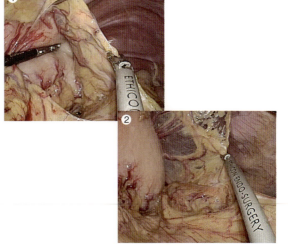

37

2 網嚢の開放：網嚢右界まで

助手Ⓔ，Ⓕで大網を左右に広げ，頭側に牽引する。
大網の中央部から網嚢右界まで切離する。

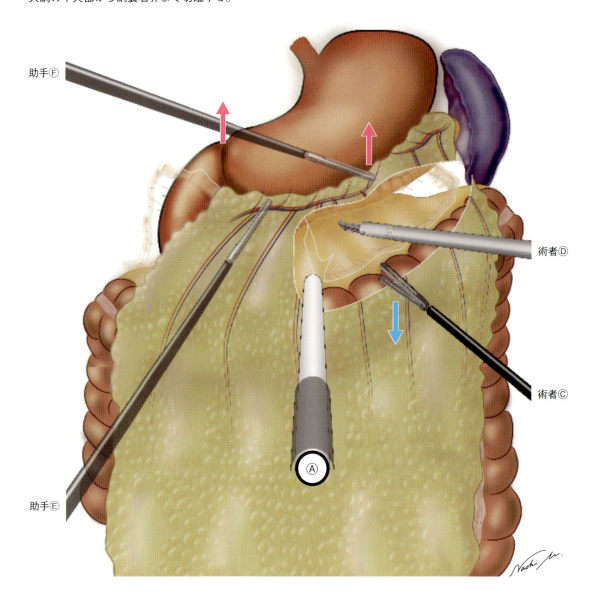

横行結腸部分切除術

Strategy の目的 　横行結腸間膜の CME と CVL を
　　　　　　　　　「安全で，再現性があり，臓器損傷などの術中合併症を起こさず」に行う。

Strategy の手段 　①左側での横行結腸間膜の膵からの切離。

Tactics の目的と手段 　左側の横行結腸間膜に対する外側アプローチ先行：外側アプローチ。

網嚢の開放

解剖学的要素
- 網嚢内の癒着（網嚢後壁，膵被膜と胃など），右側の胃結腸間膜（大網），横行結腸間膜の前葉の layer の fusion，癒着は不規則である（手技的要素の不安定）。　　〔irregular 解剖〕
- *GTH* から分岐する *ARCV* は基部で動脈と並走しないので引っこ抜けやすい。特に高 BMI 症例ではさらにわかりづらく，脂肪そのものが術野の展開を難しくするので外側からアプローチしない。　　〔手技難／攻めるな〕
- 大網や横行結腸間膜の前葉の *layer* は *ARCV* の支持組織である。　　〔受け／安心自信〕

手技的要素
- 助手は大網をマタドール様に腹側へ展開する。展開は容易。　　〔手技易〕
- 逆に右側の大網や横行結腸間膜の前葉の *layer* を残しておくことで *ARCV* の支持組織として温存する。　　〔受け〕

精神的要素
- 特に危険な構造物はない。　　〔安心自信／攻め時〕

手術手技 　大網の切離を網嚢右界まで（網嚢内の癒着の剥離）。
　　　　　　網嚢右界より右側へは大網（胃結腸間膜）は切離しない。無駄なことはしない。

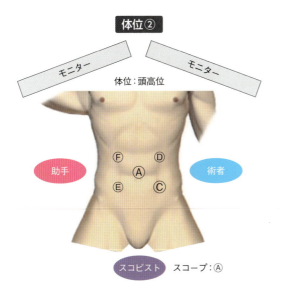

体位②　モニター　モニター　体位：頭高位
F D A E C　助手　術者
スコピスト　スコープ：Ⓐ

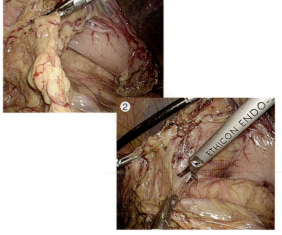

39

③ 膵下縁の切離と横行結腸間膜の菲薄化

助手Ⓓで胃を頭側に，助手Ⓒで横行結腸を尾側に展開する．スコピストⒷで横行結腸間膜を尾側に展開する．
横行結腸中央部から脾彎曲に向けて膵下縁を切離していく．
中央部は脂肪が厚いが欲張らずに軽ーく切離していく．でも無理はしないように．
中央部よりやや左側にいくと脂肪が少なくなる（でもAMCAに注意！ 見えるけど…）．
優しくこそいで菲薄化する．しっかり薄くすると次の次の手技に有効につながる．

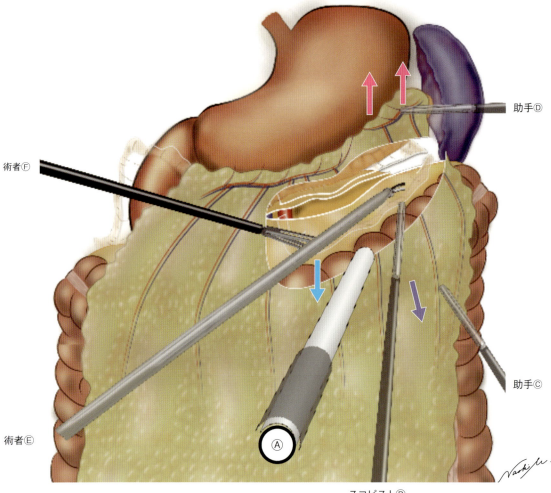

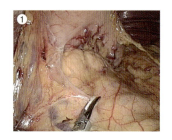

横行結腸部分切除術

Strategyの目的	横行結腸間膜のCMEとCVLを 「安全で，再現性があり，臓器損傷などの術中合併症を起こさず」に行う。
Strategyの手段	①左側での横行結腸間膜の膵からの切離。
Tacticsの目的と手段	左側の横行結腸間膜に対する外側アプローチ先行：外側アプローチ。

膵下縁の切離と横行結腸間膜の菲薄化

解剖学的要素
- 横行結腸間膜の基部である中央部では最も間膜が肥厚し，脂肪織に富む。
- 左側へ進むと「横行結腸間膜の前葉のlayer」は膵下縁から離れ，「左側結腸間膜の後葉のlayer」に移行していく。AMCAをみることがある。

手技的要素
- 助手Ⓓで胃を頭側腹側に展開する。 〔手技易〕
- 助手ⒸとスコピストⒷで横行結腸間膜をマタドール様に背側尾側へ展開すると膵下縁に全長にわたってテンションがかかる。良好な術野のもと，場を崩さず，膵下縁の切離が可能である。 〔手技ポイント〕
- 中央部では「網嚢の後壁の膜」と「横行結腸間膜の前葉のlayer」の2枚の切離を切離して，間膜内脂肪式に達し菲薄化する。 〔手技ポイント／攻め時／手技易〕
- 左側へ進むと中央部の「膵下縁の切離」から「左側結腸間膜の後葉のlayerの剥離」に手技が変わっていく。 〔手技ポイント／手技易〕
- ショートピッチで進めていけばAMCAを損傷することなく見つけることができる。 〔手技ポイント〕

精神的要素
- 特に危険な構造物はない。 〔安心自信〕

手術手技　「網嚢の後壁の膜」と「横行結腸間膜の前葉のlayer」の2枚の切離を切離する。

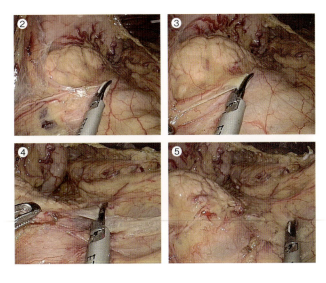

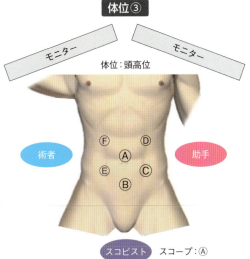

体位③　体位：頭高位

4 次の内側アプローチのメルクマール

図1

術者Ⓔ,Ⓕで間膜の切離された部位にガーゼを留置する。

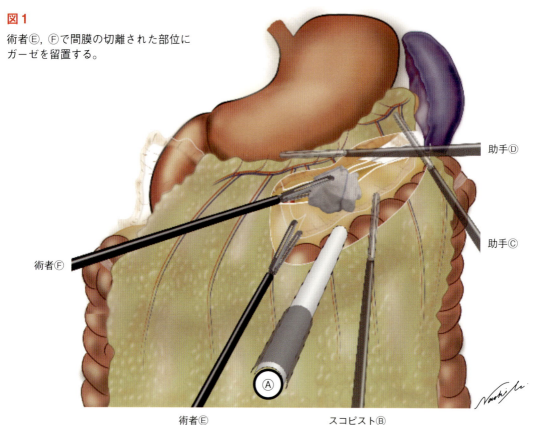

図2

場が崩れないように注意しながら助手Ⓓでガーゼを背側, 尾側方向に押さえる(ガーゼが頭側に移動すると次の操作で間膜越しにガーゼが透見できない)。

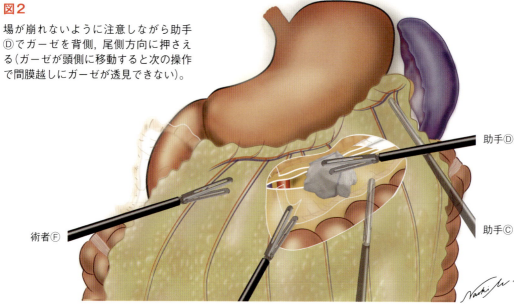

横行結腸部分切除術

| Strategyの目的 | 横行結腸間膜のCMEとCVLを「安全で，再現性があり，臓器損傷などの術中合併症を起こさず」に行う。 |

| Strategyの手段 | ①左側での横行結腸間膜の膵からの切離。 |

| Tacticsの目的と手段 | 左側の横行結腸間膜に対する外側アプローチ先行：外側アプローチ。 |

次の内側アプローチのメルクマール

次の手技で横行結腸間膜を頭側に展開して，横行結腸間膜の後葉の膜を安全に切離するためのメルクマールをつくるのが目的。

解剖学的要素
- *Treitz*靱帯の近傍が最も菲薄化されている。

手技的要素
- 腹腔鏡用のガーゼは小さいので5〜7枚ほどを塊にして留置する。
- 助手Dでガーゼを押さえるが，横行結腸間膜を頭側へ展開するとガーゼは頭側，外側へズレやすい。「尾側，内側」に押さえる。

精神的要素
- 特に危険な構造物はない。

| 手術手技 | 横行結腸間膜の前葉の切離部にガーゼを留置。 |

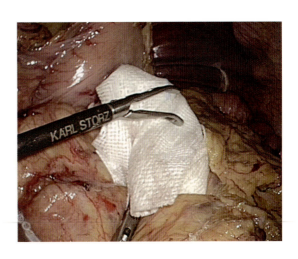

体位④
体位：頭高位
スコープ：Ⓐ

43

5 横行結腸間膜の後葉の膜からガーゼの透見

図1

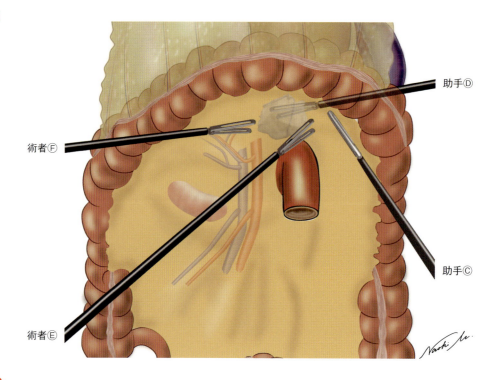

図2

術者Ⓔ，Ⓕで大網・横行結腸間膜を頭側へ展開する。
ガーゼを押さえている助手Ⓓが展開の妨げになるため引き抜くが，ガーゼが頭側にずれないように注意する。

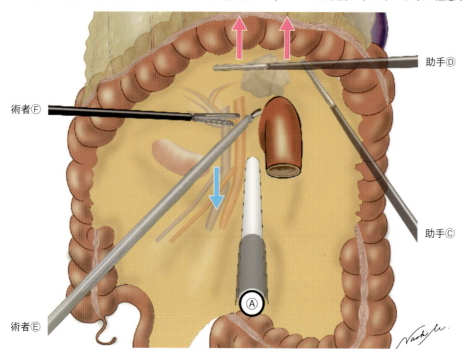

横行結腸部分切除術

| Strategyの目的 | 横行結腸間膜のCMEとCVLを「安全で，再現性があり，臓器損傷などの術中合併症を起こさず」に行う。 |

| Strategyの手段 | ①左側での横行結腸間膜の膵からの切離。 |

| Tacticsの目的と手段 | 左側の横行結腸間膜に対する外側アプローチ先行：内側アプローチ。 |

横行結腸間膜の後葉の膜からガーゼの透見

次の手技で横行結腸間膜を膵から切離するための準備。

解剖学的要素
- 最も菲薄化されているTreitz靱帯の近傍の横行結腸間膜を展開する。

手技的要素
- 助手Ⓓでガーゼを「尾側，内側」に押さえつつ，術者Ⓔ，ⒻでTreitz靱帯の近傍の横行結腸間膜を展開する。
- ガーゼを押さえている助手Ⓓで横行結腸間膜が展開できないので，ガーゼが動かないようにそっと助手Ⓓの鉗子を引き抜く。
- 横行結腸間膜を把持している鉗子を術者Ⓕ→助手Ⓓ，術者Ⓔ→助手Ⓒと持ち替える。

精神的要素
- 特に危険な構造物はない。

手術手技　横行結腸間膜の後葉の展開。

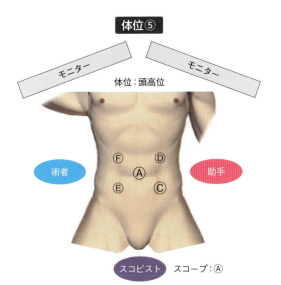

横行結腸間膜はすでに菲薄化されているので，透見されるガーゼをメルクマールに横行結腸間膜後葉の漿膜を切離する。

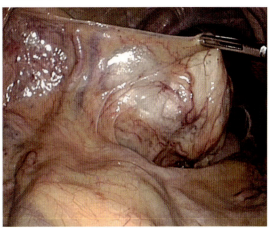

❻ 膵からの間膜の切離を完結

膵下縁を見ることだけが目的なので，ガーゼのところで突破するだけでよい。
手技のコツは横行結腸間膜の菲薄化，ガーゼの位置，横行結腸間膜の展開にある。

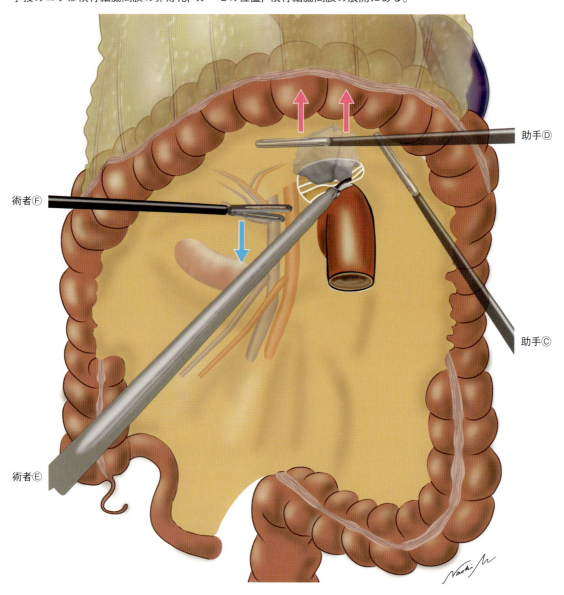

横行結腸部分切除術

| Strategyの目的 | 横行結腸間膜のCMEとCVLを「安全で，再現性があり，臓器損傷などの術中合併症を起こさず」に行う。 |

| Strategyの手段 | ①左側での横行結腸間膜の膵からの切離。 |

| Tacticsの目的と手段 | 左側の横行結腸間膜に対する外側アプローチ先行：内側アプローチ。 |

横行結腸間膜のwindowを作成し，膵からの間膜の切離を完結

解剖学的要素
- ガーゼが見えているところには膵はない。

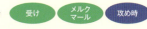

手技的要素
- 今までの準備（横行結腸間膜の菲薄化，ガーゼの位置，横行結腸間膜の展開）が十分であれば問題ない。

精神的要素
- ガーゼが見えるので絶対に膵損傷しない安心感がある。

手術手技 ガーゼをメルクマールに横行結腸間膜の後葉を切離してwindowをつくる。windowから膵下縁を確認する。

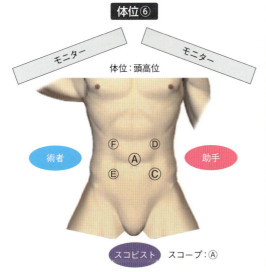

膵下縁を確認して，左側の横行結腸間膜を膵から切離して「間隙」を作成する。

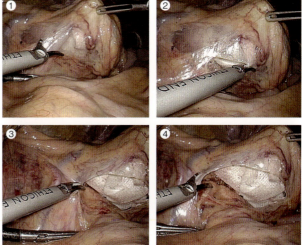

47

SMVの前面の同定と郭清範囲の設定（尾側縁）

透見される十二指腸水平脚をメルクマールにSMV前面を同定する。

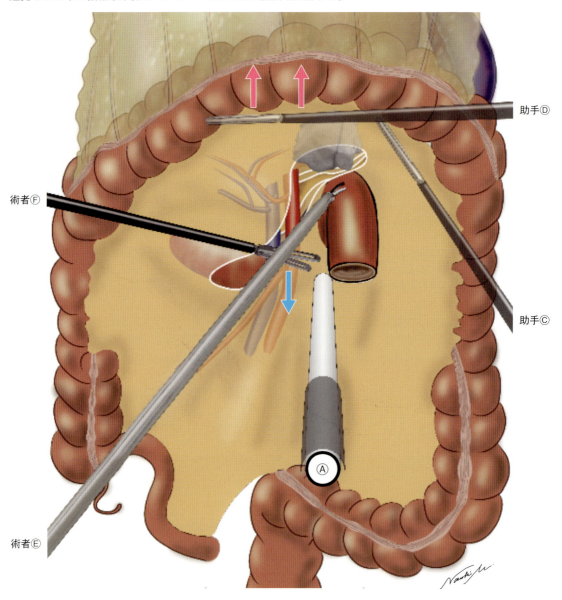

横行結腸部分切除術

| Strategyの目的 | 横行結腸間膜のCMEとCVLを「安全で，再現性があり，臓器損傷などの術中合併症を起こさず」に行う。 |

| Strategyの手段 | ②右側の横行結腸間膜の膵からの切離・血管の切離とリンパ節郭清。 |

| Tacticsの目的と手段 | 右側の横行結腸間膜に対する内側アプローチ先行：内側アプローチ。 |

SMVの前面の同定と郭清範囲の設定（尾側縁）

解剖学的要素
- 十二指腸水平脚は透見できる。

手技的要素
- 助手は横行結腸間膜をマタドール様に展開する。

精神的要素
- SMVの前面の剥離は回盲部切除の内側アプローチを参考にして気負わない。

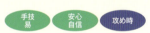

手術手技 十二指腸水平脚から左側へ膜を切離する。

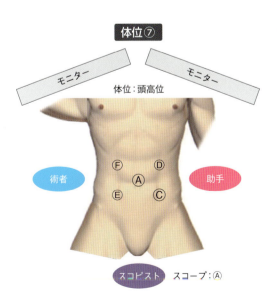

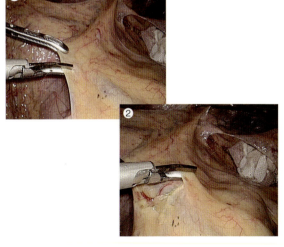

8 SMVの前面の同定と郭清範囲の設定（左側縁）

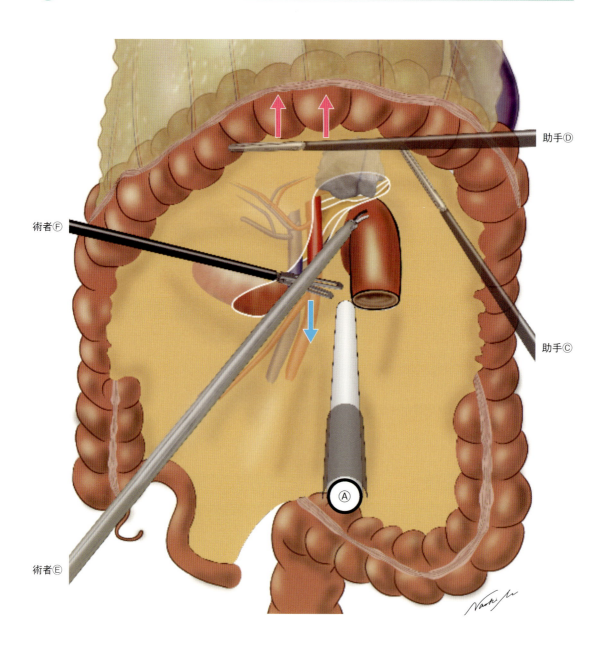

横行結腸部分切除術

| Strategyの目的 | 横行結腸間膜のCMEとCVLを「安全で，再現性があり，臓器損傷などの術中合併症を起こさず」に行う。 |

| Strategyの手段 | ②右側の横行結腸間膜の膵からの切離・血管の切離とリンパ節郭清。 |

| Tacticsの目的と手段 | 右側の横行結腸間膜に対する内側アプローチ先行：内側アプローチ。 |

SMVの前面の同定と郭清範囲の設定（左側縁）

解剖学的要素
- *SMV*は確認する。
- *window*から膵下縁がみえる。

手技的要素
- *window*の尾側からまっすぐ頭側へ向かって膜の切離をする。

精神的要素
- 郭清の左側縁としての膜の切離は「*SMV*に近すぎない」より「*SMV*から少し離れてもいい」ぐらいに考える（なぜなら，近すぎると郭清が甘くなる。一方で少々離れてもCMEとCVLの本質は損なわないし，膜だけ切離するだけなので危険も伴わない）。
- *window*から膵下縁を確認することで，①左側縁の参考になる。②頭側へ切離していくとき，膵損傷を恐れず過不足なくできる。

手術手技 *SMV*から左側の横行結腸間膜の*window*まで膜を切離する。
十二指腸水平脚から左側へ切離を開始し，そのまま*window*へ切離を進め左側縁を決める。

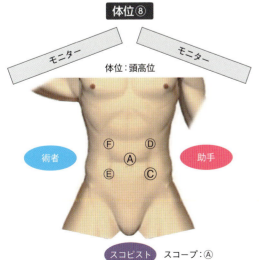

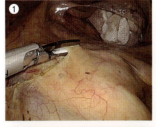
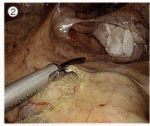
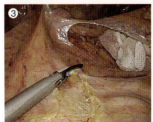
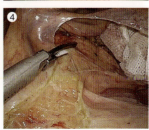

9 十二指腸と膵頭部前面の剥離

十二指腸水平脚から剥離を開始し，下行脚上縁さらに左側へ膵前面に緩やかに剥離を進める。
MCV，GTH，ARCDは最も奥にある脈管なのでここでは求めず，SMVより右側だけの剥離を心がける。

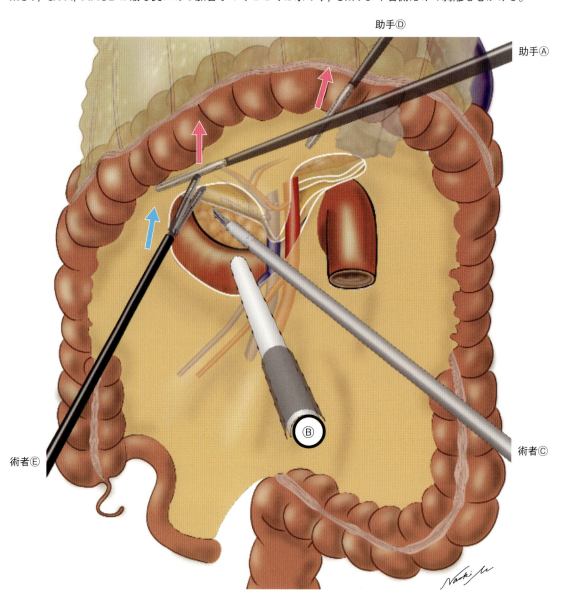

横行結腸部分切除術

Strategyの目的	横行結腸間膜のCMEとCVLを「安全で，再現性があり，臓器損傷などの術中合併症を起こさず」に行う。
Strategyの手段	②右側の横行結腸間膜の膵からの切離・血管の切離とリンパ節郭清。
Tacticsの目的と手段	右側の横行結腸間膜に対する内側アプローチ先行：内側アプローチ。

十二指腸と膵頭部前面の剝離

解剖学的要素
- *SMV*，十二指腸，膵は確認できる。
- 膵は脆弱で損傷に注意。小血管からの出血も注意。
- 奥にある*GTH*と*ARCV*の静脈損傷は絶対ダメ。

手技的要素
- 十二指腸の剝離操作は容易。
- 膵前面の剝離，*GTH*，*ARCV*は奥なので攻めづらい。*SMV*の剝離は注意。

精神的要素
- 十二指腸，膵，静脈系のなかで，十二指腸が最も構造が丈夫なので最初に剝離しやすい。

手術手技	十二指腸の前面を水平脚～下行脚の上極（球部近く）まで剝離する。奥行きを決めてからゆっくり内側へ剝離を進める。膵前面の剝離は十二指腸近くにとどめておく。

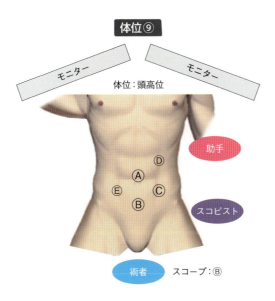

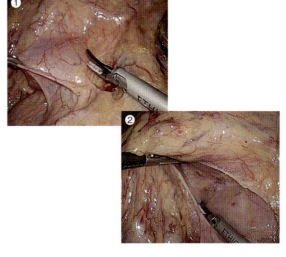

⑩ SMVとGTHの露出

すでに剥離された膵面をメルクマールにSMVの前面の剥離を頭側へ進め，GTHを同定する。

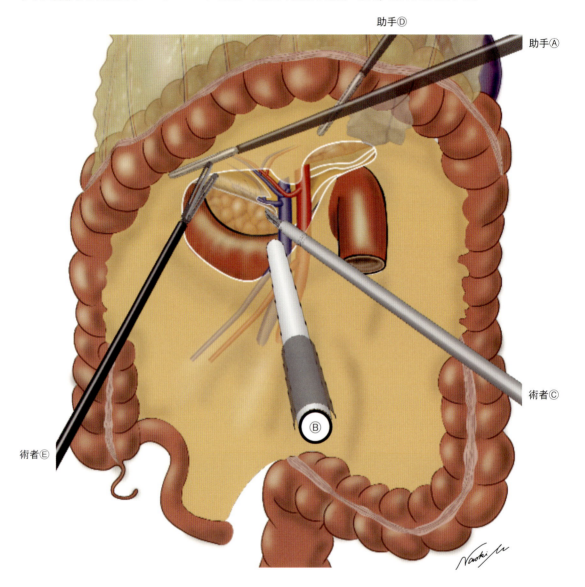

横行結腸部分切除術

Strategyの目的	横行結腸間膜のCMEとCVLを「安全で，再現性があり，臓器損傷などの術中合併症を起こさず」に行う。
Strategyの手段	②右側の横行結腸間膜の膵からの切離・血管の切離とリンパ節郭清。
Tacticsの目的と手段	右側の横行結腸間膜に対する内側アプローチ先行：内側アプローチ。

SMVとGTHの露出

解剖学的要素
- SMVを完全に露出すると出血しない層に入れる。　手技ポイント　メルクマール　手技易　安心自信
- 左側の横行結腸間膜のwindowで膵下縁が確認できる（受けが確認できる）。　メルクマール　受け

手技的要素
- SMVの前面の出血しない層を露出していきながら進めるのが最も安全。　攻め時
- MCAがあるので助手の鉗子の展開でARCVが引っこ抜けることはない。　受け

精神的要素
- GTHやARCVの静脈系の出血の心配。膵頭部の前面を浅く広く少しずつ剥離していく。　手技ポイント

手術手技　SMVの前面を頭側へ剥離していく（一ヵ所で頭側へ深く剥離しないように）。すでに剥離している右側の十二指腸と左側の横行結腸間膜のwindowの間で膵の前面を剥離していくイメージで進める。

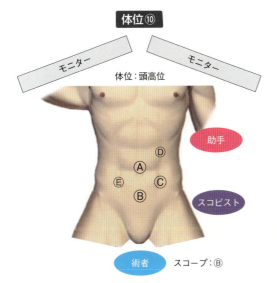

体位⑩　体位：頭高位　モニター　モニター　助手　スコピスト　術者　スコープ：Ⓑ

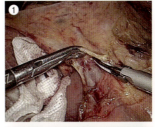
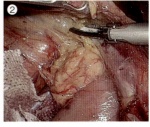
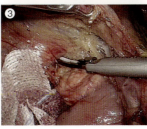

11 血管の切離とリンパ節の郭清

右側はGTH，中央左側は「間隙」から膵下縁を認識することで，郭清範囲の頭側縁を認識できる。
すべての血管を切離してリンパ節の郭清が終われば，広く「後葉のlayer」を切離して，右側の横行結腸間膜を菲薄化する。

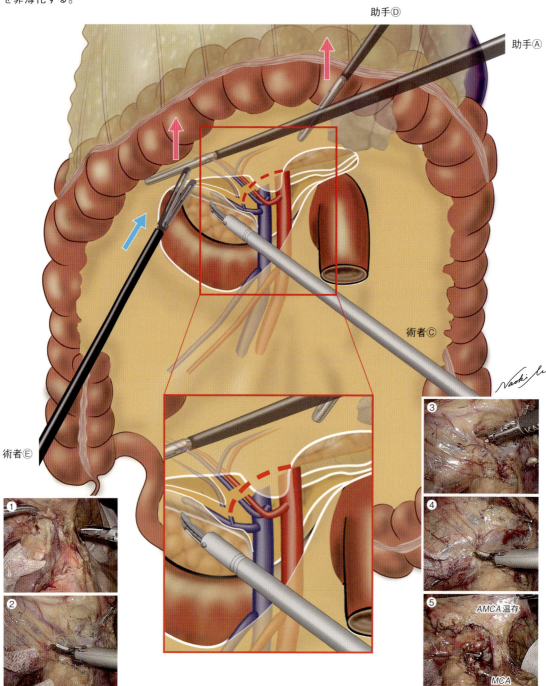

横行結腸部分切除術

Strategyの目的	横行結腸間膜のCMEとCVLを「安全で，再現性があり，臓器損傷などの術中合併症を起こさず」に行う。
Strategyの手段	②右側の横行結腸間膜の膵からの切離・血管の切離とリンパ節郭清。
Tacticsの目的と手段	右側の横行結腸間膜に対する内側アプローチ先行：内側アプローチ。

血管の切離とリンパ節郭清

解剖学的要素
- 横行結腸間膜の後葉の *layer* は ARCV や MCV の引っこ抜けを防ぐ支持組織。
- MCA の郭清範囲の，
  ・右側縁は SMV。
  ・左側縁は横行結腸間膜の後葉の膜の切離縁。
  ・頭側縁は GTH 〜横行結腸間膜の *window* から見える膵下縁をつないだ線（---）。すなわち，左側は膵下縁，右側は GTH をつないだ線となる。

手技的要素
- ARCV 処理前は引っこ抜けを防ぐため横行結腸間膜の後葉の *layer* は可能な限り温存。

精神的要素
- ARCV や MCV の引っこ抜けがこわい。
- リンパ節郭清は過不足なく行わなければならないが，膵損傷がこわい。
- 横行結腸間膜の *window* から見える膵下縁が郭清上縁としてみえるので「膵損傷をしない」安心感がある。

手術手技

横行結腸間膜の後葉の *layer* から透見できる ARCV は，GTH の分岐部近くの *layer* だけ切離して処理する。

リンパ節郭清は過不足なく行わなければならない。

横行結腸間膜の *window* から膵下縁を常に確認することで郭清の頭側縁が容易にわかり，膵損傷もしない。

ARCV, MCV など静脈の切離がすべて終わったのち，横行結腸間膜の後葉の *layer* を広く切離して横行結腸間膜を菲薄化する。

参考：右半結腸切除術（lt-MCA 温存の D3）での郭清も同様

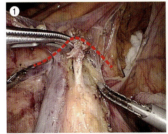
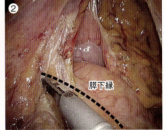
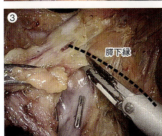
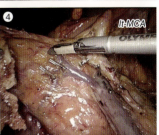

膵下縁に沿って受けとして上縁を作ってから郭清を尾側から頭側へ進める

12 膵前面と「window」にガーゼを留置

MCAの左右にメルクマールとしてガーゼを留置する。

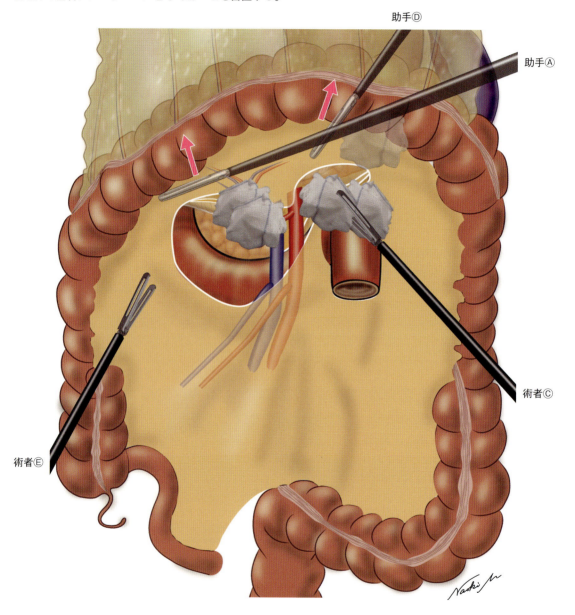

横行結腸部分切除術

Strategyの目的 横行結腸間膜のCMEとCVLを
「安全で，再現性があり，臓器損傷などの術中合併症を起こさず」に行う。

Strategyの手段 ②右側の横行結腸間膜の膵からの切離・血管の切離とリンパ節郭清。

Tacticsの目的と手段 右側の横行結腸間膜に対する内側アプローチ先行：内側アプローチ。

膵前面と「window」にガーゼを留置

解剖学的要素
- 右側は膵前面のメルクマール。
- 左側は先の膵下縁の切離端を強調するためのメルクマール。

手技的要素
- 特別なし。

精神的要素
- 次の行程で手術を進めやすくする下準備。

受け／メルクマール
受け／メルクマール
手技易
手技易／安心自信

手術手技 膵と横行結腸間膜の切離の準備。
MCAに左右にメルクマールとしてガーゼを留置する。

体位⑫
モニター　モニター
体位：頭高位
助手
スコピスト
術者　スコープ：Ⓑ

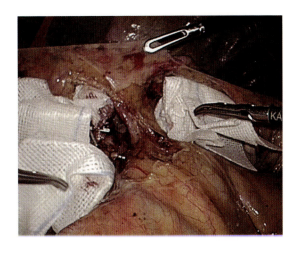

13 右側の大網の切離

右側の大網(胃結腸間膜)を十二指腸へ向け切離していく。

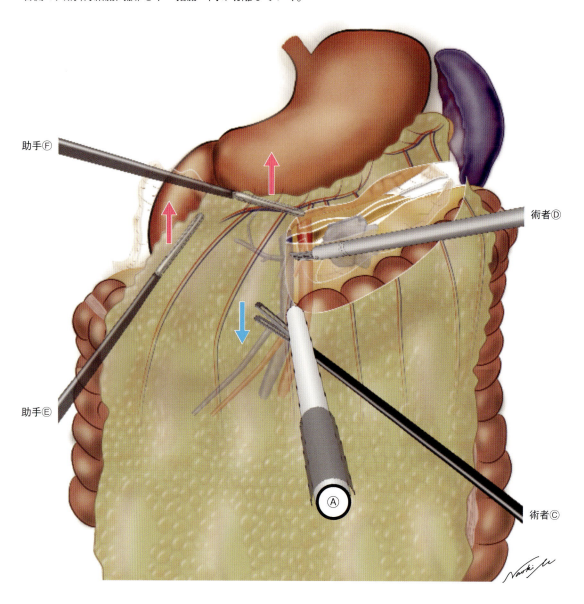

横行結腸部分切除術

Strategyの目的 横行結腸間膜のCMEとCVLを
「安全で，再現性があり，臓器損傷などの術中合併症を起こさず」に行う。

Strategyの手段 ②右側の横行結腸間膜の膵からの切離・血管の切離とリンパ節郭清。

Tacticsの目的と手段 右側の横行結腸間膜に対する内側アプローチ先行：外側アプローチ。

右側の大網の切離

解剖学的要素
- **高BMI症例**では大網はしばしば横行結腸間膜の前葉と不規則な癒着をしている。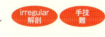
- しかし，すでに結腸間膜内の血管はすべて切離されている。

手技的要素
- 特に難しい手技はない。

精神的要素
- すでに横行結腸間膜内の血管はすべて切離されているので「静脈の引っこ抜け」の心配はない。

手術手技 単純に**右側の大網を中央部から十二指腸に向けて切離していく**。
大網が切離されると，菲薄化された横行結腸間膜の前葉越しに，膵前面に留置したガーゼが透見できる。

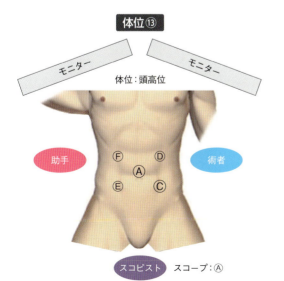

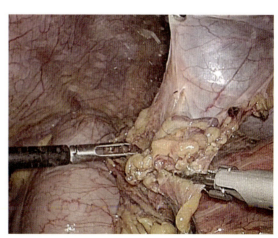

14 右側の大網の切離

大網の切離が完了すると,左側は間隙からガーゼが視認でき,右側はGTH近傍でガーゼが透見できる。

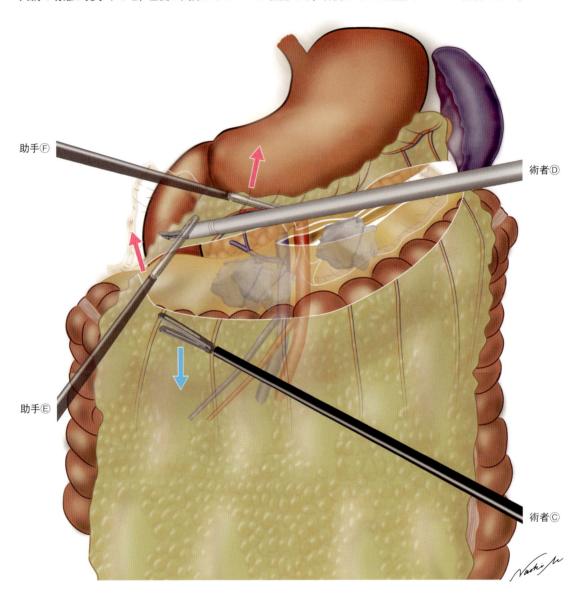

横行結腸部分切除術

Strategyの目的	横行結腸間膜のCMEとCVLを「安全で，再現性があり，臓器損傷などの術中合併症を起こさず」に行う。
Strategyの手段	②右側の横行結腸間膜の膵からの切離・血管の切離とリンパ節郭清。
Tacticsの目的と手段	右側の横行結腸間膜に対する内側アプローチ先行：外側アプローチ。

右側の大網の切離

解剖学的要素
- **高BMI症例**では大網はしばしば横行結腸間膜の前葉と不規則な癒着をしている。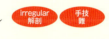
- しかし，すでに結腸間膜内の血管はすべて切離されている。

手技的要素
- 特に難しい手技はない。

精神的要素
- すでに横行結腸間膜内の血管はすべて切離されているので「静脈の引っこ抜け」の心配はない。

手術手技 単純に**右側の大網を中央部から十二指腸に向けて切離していく**。
大網が切離されると，菲薄化された横行結腸間膜の前葉越しに，膵前面に留置したガーゼが透見できる。

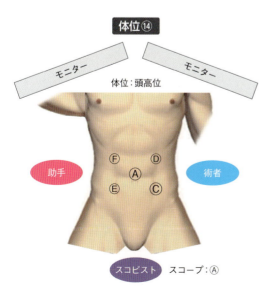

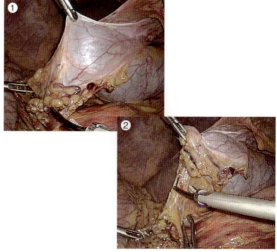

15 右側の横行結腸間膜の前葉のlayerの切離

「間隙」から見えるガーゼにより，膵下縁と横行結腸間膜の境界がはっきりとわかる。膵下縁からの切離を右側に進め，GTH前面を切離していけば横行結腸間膜の脂肪を過不足なく切離できる。

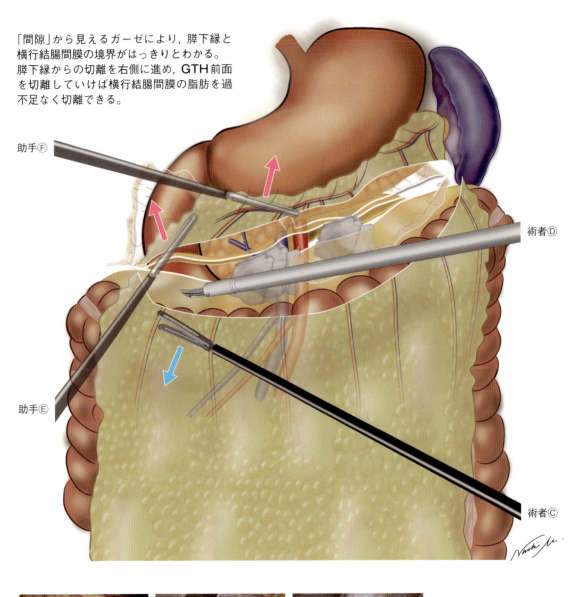

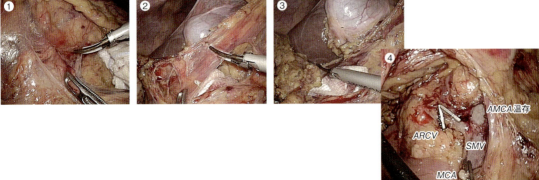

Strategyの目的	横行結腸間膜のCMEとCVLを「安全で，再現性があり，臓器損傷などの術中合併症を起こさず」に行う。
Strategyの手段	②右側の横行結腸間膜の膵からの切離・血管の切離とリンパ節郭清。
Tacticsの目的と手段	右側の横行結腸間膜に対する内側アプローチ先行：外側アプローチ。

右側の横行結腸間膜の前葉のlayerの切離

解剖学的要素
- すでに結腸間膜内の血管はすべて切離されている。
- 内側アプローチが完了しているので残っているのは菲薄化した横行結腸間膜のみである。

手技的要素
- 特に難しい手技はない。

精神的要素
- すでに横行結腸間膜内の血管はすべて切離されているので「静脈の引っこ抜け」の心配はない。

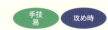

手術手技　左側の「window」から見えるガーゼが先の膵下縁の切離端である。
それをとっかかりに**膵下縁の網嚢後壁と，横行結腸間膜の前葉の切離を右側に進めていく。**
膵前面に留置したガーゼが横行結腸間膜を挙上させているので術野がとりやすい。
膵に沿って横行結腸間膜を切離していけば，簡単に過不足なく横行結腸間膜内の脂肪（リンパ節）を切除できる。

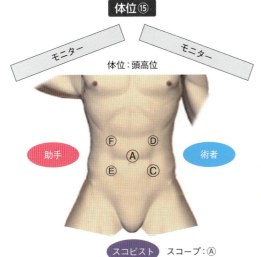

参考：右半結腸切除術での郭清に切離

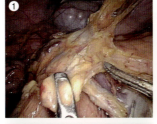
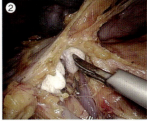
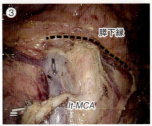

16 膵下縁の切離完了

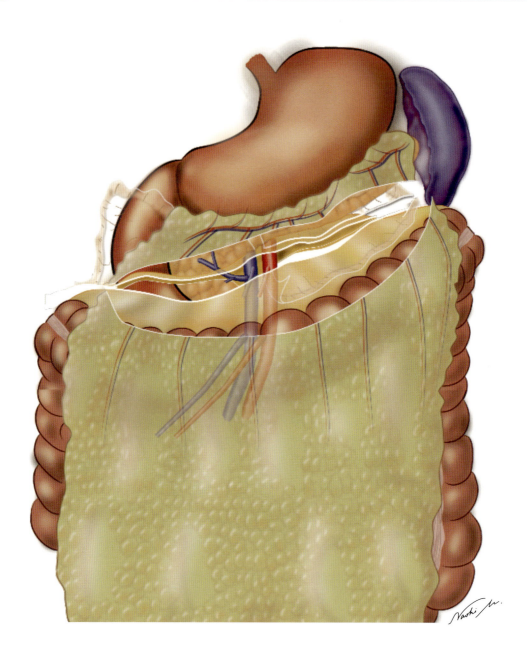

◆ 開腹と吻合操作

- ポートⒶの傷を連続させて，臍を中心にして3～8cmの臍縦切開をおき，白線に沿って開腹する．開腹直後に切開された腹直筋上縁と下縁にアンカーとして0 PDS-Ⅱ®をおく．
- 創はAlexis（Mサイズ）®を装着する．
- 自動縫合器を用いて，口側，肛門側腸管を切離するとともに腸間膜を処理する．
- 吻合はfunctional end to end anastomosisを行う．

◆ 閉腹まで

- 腹腔内を十分に洗浄し，出血，異物がないことを確認する．
- 先においた0 PDS-Ⅱ®で連続縫合し腹壁を閉鎖する．
- 再気腹し，再度出血，異物がないことを確認する．
- 腸管の捻じれなどがないことも確認する．
- ⒸまたはⒺより6mmドレーンを吻合部近傍に留置する．
- 腹壁を2層に閉鎖し手術を終了する．

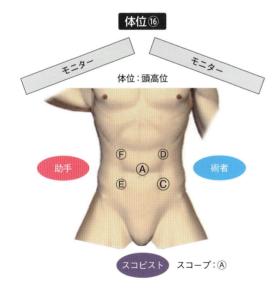

体位⑯

左半結腸切除術

MCA周囲の解剖

図1

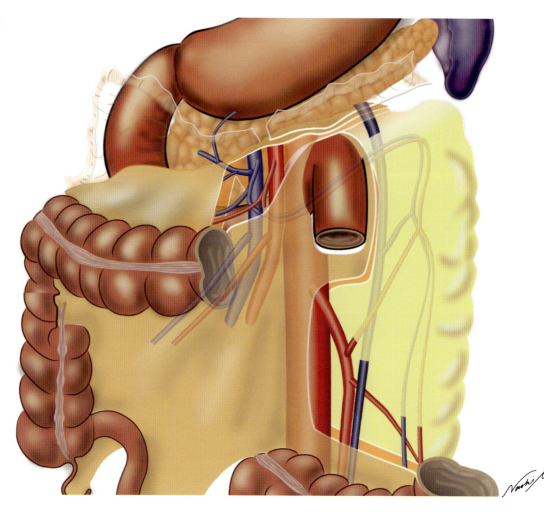

■体位
開脚位。右腕内転，左腕外転。

■ポート位置（図2）
- Ⓐ臍上　　　：12mm
- Ⓑ下腹部正中：5mm
  （MCA郭清症例は12mm）
- Ⓒ左下腹部　：5mm
- Ⓓ左上腹部　：5mm
- Ⓔ右下腹部　：12mm
- Ⓕ右上腹部　：5mm

図2　ポート位置

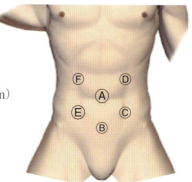

◆ 左半結腸切除術のStrategyとTactics

　左半結腸切除術は先の項の横行結腸部分切除術と同様に問題点を検討する。

　まず，*Strategy*の根幹，目的は「いかに安全で，再現性があり，臓器損傷などの術中合併症を起こさずに行えるか？」は同じである。

　*Strategy*の目的を達成するための手段はどうしたらいいか？　前項の横行結腸部分切除術と同様に「安全で，再現性があり，臓器損傷などの術中合併症をさけて行う」ためにはどうするか？

　結腸癌手術でよく用いられる「IMAからの**内側アプローチ先行**」や「脾彎曲へ真っ先に向かって脾彎曲の授動に主眼をおいた**外側(頭側)アプローチ先行**」がいいのか？　いずれも私には難しくて少なくとも再現性は保てなかった(だからこの領域の定型化ができなかった)。

　なぜなら前述の「横行結腸間膜と周囲の解剖」から考察する。この手術では，横行結腸間膜と左側結腸間膜の2つを考えなければならない。

　左側結腸間膜から内側アプローチの先行は，S状結腸や直腸切除で慣れていて有用である。しかし，そのまま(見えない癒着にまみれているかもしれない網嚢へ)安全に膵をよけて網嚢に入れる保証はない(危ない**戦略攻勢**)。だから，このアプローチで網嚢内に入ることは期待しないほうがいい。また，外側アプローチを尾側から進めても，不規則な癒着，癒合のある脾彎曲には到達しづらい(危ない**戦略攻勢**)。だから脾彎曲には近づかない。

　横行結腸から外側アプローチ先行ではじめると，先の項のとおり，膵下縁の切離は安全に行える。しかし，そのまま脾彎曲にいきなり行くので不規則な癒着や癒合をかき分けて近づくのが恐ろしい。「ここに行かないほうがいい」と思ってしまう。それは尾側から*white line*を切離しながら脾彎曲に行っても同様である。だから脾彎曲には近づかない。

　だから，脾彎曲周辺の解剖はirregularで多臓器が密集する部位であるが近づかず，周りを完全に処理することで難関のみを残すこと(**戦略守勢**)で攻略する。

　その解剖の特性(詳細は解剖の項)から，「横行結腸間膜から外側アプローチ先行」，「左側結腸間膜から内側アプローチ先行」といった単純な術式にしないほうがいい。

　その*Strategy, Tactics, Operation*は以下のとおりである。

> ①「左側の内側アプローチ先行は血管の切離，リンパ節の郭清にはいいが，網嚢に入りづらい。また，脾彎曲にも近づきづらい。」
> ②「左側の横行結腸間膜を安全に切離するために**外側アプローチ**先行がいいのは膵を直視できるが，脾彎曲は攻めづらい。」
> ③「脾彎曲以外が剥離，切離，授動されたあと，脾彎曲の構造はわずかになっている。いまや脾彎曲の授動は簡単にできる」

　という「ストラテジー：戦略」の**手段**をとればいい。

つまり左半結腸切除術の「タクティクス：戦術」は「左側の横行結腸間膜の外側アプローチ先行」，「左側結腸間膜の内側アプローチ先行」と「残した脾彎曲のテイクダウン」で攻めればいいということになる。この術式は，**解剖学要素**に注目することで**手技的要素，精神的要素**に作用，補完することで手技の安全性を担保することができるのである。**戦略的守勢**を重視した「左半結腸切除術の*Strategy*と*Tactics*」を示す。

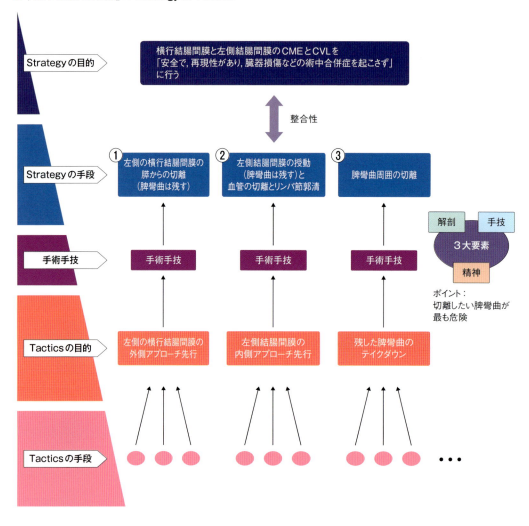

▶「左半結腸切除術」のStrategyとTactics

左半結腸切除術

Strategyの最終目標　横行結腸間膜と左側結腸間膜のCMEとCVLを「安全で，再現性があり，臓器損傷などの術中合併症を起こさず」に行う。

Strategyの手段
①左側の横行結腸間膜の膵からの切離（脾彎曲は残す）。
　（必要に応じてMCA領域の血管の切離とリンパ節郭清）
②左側結腸間膜の授動（脾彎曲は残す）と血管の切離とリンパ節郭清。
③脾彎曲周囲の切離。
　左側の横行結腸間膜の前葉，後葉，右側の横行結腸間膜の前葉，後葉，脾彎曲を個別に攻略する。

Tacticsの目的と手段
①左側の横行結腸間膜の外側アプローチ先行。
②左側結腸間膜の内側アプローチ先行。
③残した脾彎曲のテイクダウン。

解剖学的要素

最重要 ─ 最も攻めたい脾彎曲が最も危険！
- 横行結腸間膜の後葉から膵（体部）は見えない（**図A**）。　　　　　　　　　　　　　　　　　　　**見えない解剖**
- 脾彎曲は不規則な癒着や癒合がある。それは横行結腸間膜，大網，網囊後壁，脾結腸靱帯，横隔結腸靱帯が関連し，きわめて複雑である（**図B**）。　　**見えない解剖**　**irregular解剖**
- 特に**高BMI症例**ではさらにわかりづらく，脂肪そのものが術野の展開を難しくする。
- 「横行結腸部分切除術」のエッセンスも含まれているのでさらに複雑。
  - 網囊内はよく癒着している。　　　　　　　　　　　　　　　　　　　　　　　　　　　　　　　　　**irregular解剖**
  - 横行結腸間膜の基部では間膜内脂肪は厚い。特に**高BMI症例**ではとても厚くなる。　　　　**見えない解剖**
  - 右側の大網，横行結腸間膜の前葉のlayerのfusion，癒着は不規則である。　　　　　　　　　**irregular解剖**
- 特に**高BMI症例**ではわかりづらく，脂肪そのものが術野の展開を難しくする。　　　　　　　　**手技難**
  - ARCVの基部には並走する動脈がない（引っこ抜けやすい）。

図A

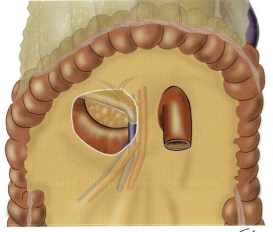

図B

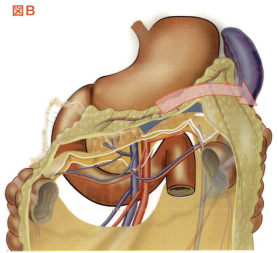

手術の実際

1 網嚢の開放：脾彎曲近傍まで

左側の大網の切離と網嚢の開放。
助手ⓒ, Ⓓで大網を左右に広げ, 頭側に牽引する。
大網を切離して網嚢を開放する。

左半結腸切除術

| Strategyの目的 | 横行結腸間膜と左側結腸間膜のCMEとCVLを「安全で，再現性があり，臓器損傷などの術中合併症を起こさず」に行う。 |

| Strategyの手段 | ①左側での横行結腸間膜の膵からの切離。 |

| Tacticsの目的と手段 | 左側の横行結腸間膜に対する外側アプローチ先行：外側アプローチ。 |

網嚢の開放

解剖学的要素
- 網嚢内の癒着が見える（網嚢後壁，膵被膜と胃など）。
- **脾彎曲**は大網の癒着が網嚢内，脾臓，横隔膜に不規則に起きている。特に肥満症例では複雑である。

手技的要素
- 助手は大網を，最初はマタドール様に腹側へ展開，左側に進むにつれて頭側腹側と尾側背側に展開すると良好な視野が得られる。

精神的要素
- 目標とする「膵」は必ず見えている。

| 手術手技 | 大網の切離を左側へ。
無理に脾彎曲には近づかなくてもよい（ここでは「左側の横行結腸間膜の膵からの切離」を求めているだけである。無駄なことはしない。脾彎曲を授動するときは「左半結腸切除術」の項を参考）。 |

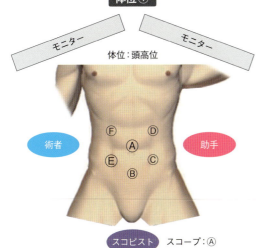

体位①　体位：頭高位　モニター　モニター　術者　助手　スコピスト　スコープ：Ⓐ

大網の切離と網嚢の開放：脾弯曲近傍まで。

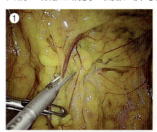
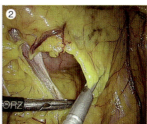
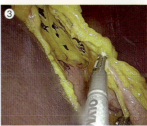

2 網嚢の開放：網嚢右界まで

助手Ⓔ，Ⓕで大網を左右に広げ，頭側に牽引する。
大網の中央部から網嚢右界まで切離する。

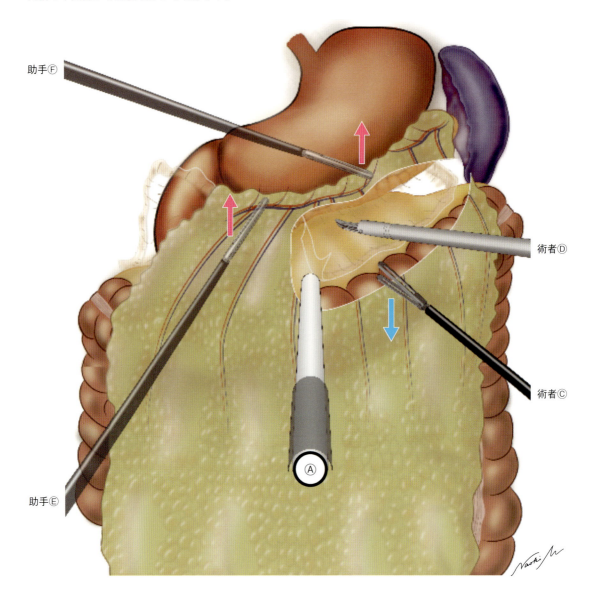

左半結腸切除術

| Strategyの目的 | 横行結腸間膜と左側結腸間膜のCMEとCVLを「安全で，再現性があり，臓器損傷などの術中合併症を起こさず」に行う。 |

| Strategyの手段 | ①左側での横行結腸間膜の膵からの切離。 |

| Tacticsの目的と手段 | 左側の横行結腸間膜に対する外側アプローチ先行：外側アプローチ。 |

網嚢の開放

解剖学的要素
- 網嚢内の癒着（網嚢後壁，膵被膜と胃など），右側の胃結腸間膜（大網），横行結腸間膜の前葉のlayerのfusion，癒着は不規則である（手技的要素の不安定）。
- GTHから分岐するARCVは基部で動脈と並走しないので引っこ抜けやすい。特に高BMI症例ではさらにわかりづらく，脂肪そのものが術野の展開を難しくするので外側からアプローチしない。
- 大網や横行結腸間膜の前葉のlayerはARCVの支持組織である。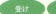

手技的要素
- 助手は大網をマタドール様に腹側へ展開する。展開は容易。
- 逆に右側の大網や横行結腸間膜の前葉のlayerを残しておくことでARCVの支持組織として温存する。

精神的要素
- 特に危険な構造物はない。

| 手術手技 | 大網の切離を網嚢右界まで（網嚢内の癒着の剥離）。網嚢右界より右側へは大網（胃結腸間膜）は切離しない。無駄なことはしない。 |

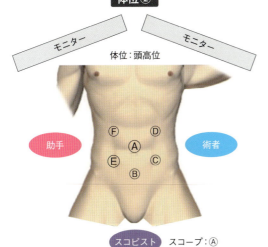

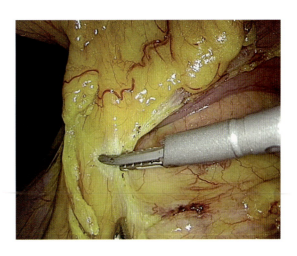

3 膵下縁の切離と横行結腸間膜の菲薄化

助手Ⓓで胃を頭側に，助手Ⓒで横行結腸を尾側に展開する．スコピストⒷで横行結腸間膜を尾側に展開する．
横行結腸中央部から脾彎曲に向けて膵下縁を切離していく．
中央部は脂肪が厚いが欲張らずに軽ーく切離していく．でも無理はしないように．
中央部よりやや左側にいくと脂肪が少なくなる（でもAMCAに注意！ 見えるけど…）．
優しくこそいで菲薄化する．しっかり薄くすると次の次の手技に有効につながる．

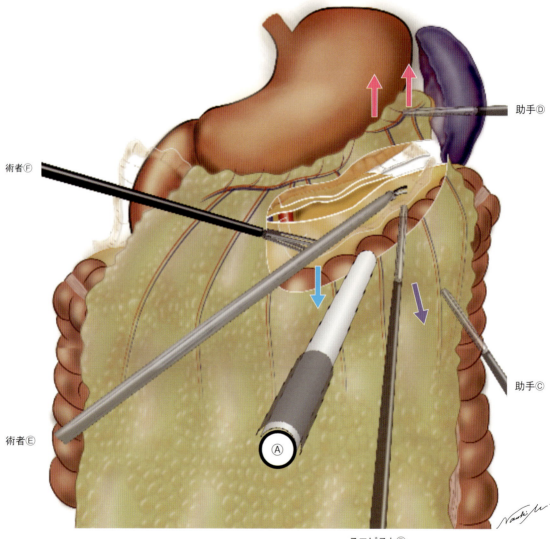

左半結腸切除術

Strategyの目的	横行結腸間膜と左側結腸間膜のCMEとCVLを「安全で，再現性があり，臓器損傷などの術中合併症を起こさず」に行う。
Strategyの手段	①左側での横行結腸間膜の膵からの切離。
Tacticsの目的と手段	左側の横行結腸間膜に対する外側アプローチ先行：外側アプローチ。

膵下縁の切離と横行結腸間膜の菲薄化

解剖学的要素
- 横行結腸間膜の基部である中央部では最も間膜が肥厚し，脂肪織に富む。
- 左側へ進むと「横行結腸間膜の前葉の*layer*」は膵下縁から離れ，「左側結腸間膜の後葉の*layer*」に移行していく。AMCAをみることがある。

手技的要素
- 助手Ⓓで胃を頭側腹側に展開する。 [手技易]
- 助手Ⓒとスコピスト®で横行結腸間膜をマタドール様に背側尾側へ展開すると膵下縁に全長にわたってテンションがかかる。良好な術野のもと，場を崩さず，膵下縁の切離が可能である。 [手技ポイント]
- 中央部では「網嚢の後壁の**膜**」と「横行結腸間膜の前葉の*layer*」の2枚の切離を切離して，間膜内脂肪式に達し菲薄化する。 [手技ポイント][攻め時][手技易]
- 左側へ進むと中央部の「膵下縁の切離」から「左側結腸間膜の後葉の*layer*の剥離」に手技が変わっていく。 [手技ポイント][手技易]
- ショートピッチで進めていけばAMCAを損傷することなく見つけることができる。 [手技ポイント]

精神的要素
- 特に危険な構造物はない。 [安心自信]

手術手技：「網嚢の後壁の膜」と「横行結腸間膜の前葉の*layer*」の2枚の切離を切離する。

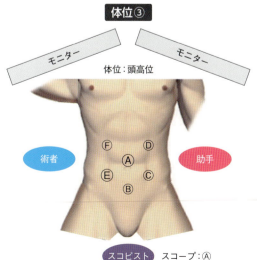

体位③
体位：頭高位
モニター／モニター
術者／助手
スコピスト　スコープ：Ⓐ

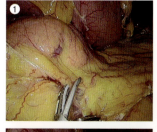
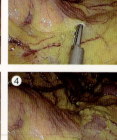
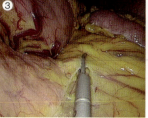

4 次の内側アプローチのメルクマール

図1
術者Ⓔ, Ⓕで間膜の切離された部位にガーゼを留置する。

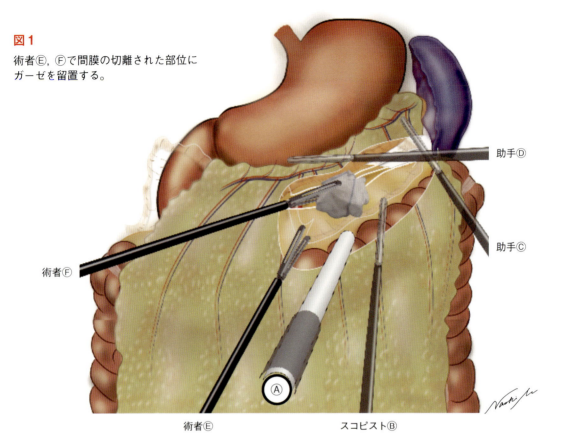

図2
場が崩れないように注意しながら助手Ⓓでガーゼを背側, 尾側方向に押さえる(ガーゼが頭側に移動すると次の操作で間膜越しにガーゼが透見できない)。

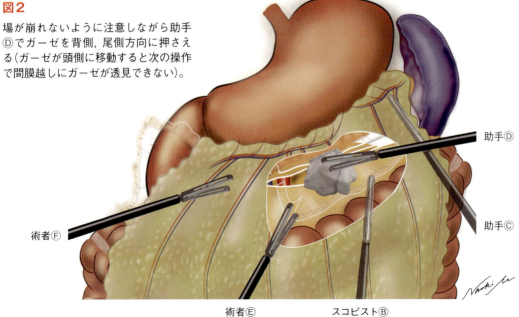

左半結腸切除術

Strategyの目的　横行結腸間膜と左側結腸間膜のCMEとCVLを
「安全で，再現性があり，臓器損傷などの術中合併症を起こさず」に行う。

Strategyの手段　①左側での横行結腸間膜の膵からの切離。

Tacticsの目的と手段　左側の横行結腸間膜に対する外側アプローチ先行：外側アプローチ。

次の内側アプローチのメルクマール

次の手技で横行結腸間膜を頭側に展開して，横行結腸間膜の後葉の膜を安全に切離するための
メルクマールをつくるのが目的。

解剖学的要素
- *Treitz*靱帯の近傍が最も菲薄化されている。

手技的要素
- 腹腔鏡用のガーゼは小さいので5〜7枚ほどを塊にして留置する。
- 助手Ⓓでガーゼを押さえるが，横行結腸間膜を頭側へ展開するとガーゼは頭側，外側へズレやすい。「尾側，内側」に押さえる。

精神的要素
- 特に危険な構造物はない。

手術手技　横行結腸間膜の前葉の切離部にガーゼを留置。

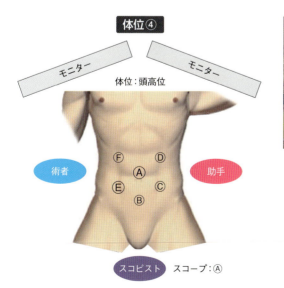

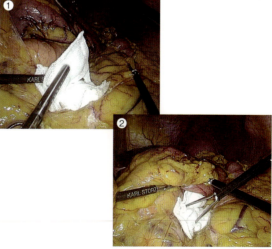

❺ 横行結腸間膜の後葉の膜からガーゼの透見

図1

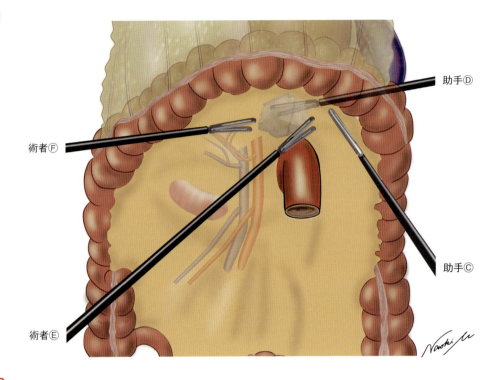

図2

術者Ⓔ，Ⓕで大網・横行結腸間膜を頭側へ展開する。
ガーゼを押さえている助手Ⓓが展開の妨げになるため引き抜くが，ガーゼが頭側にずれないように注意する。

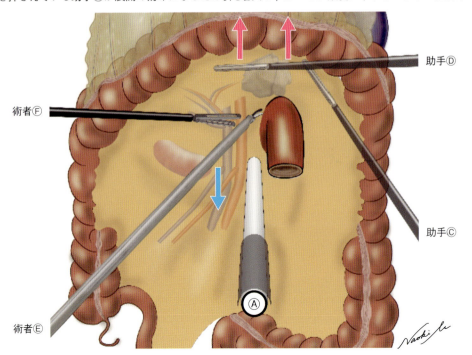

左半結腸切除術

Strategyの目的	横行結腸間膜と左側結腸間膜のCMEとCVLを「安全で，再現性があり，臓器損傷などの術中合併症を起こさず」に行う。
Strategyの手段	①左側での横行結腸間膜の膵からの切離。
Tacticsの目的と手段	左側の横行結腸間膜に対する外側アプローチ先行：内側アプローチ。

横行結腸間膜の後葉の膜からガーゼの透見
次の手技で横行結腸間膜を膵から切離するための準備。

解剖学的要素
- 最も菲薄化されている Treitz 靱帯の近傍の横行結腸間膜を展開する。

手技的要素
- 助手Ⓓでガーゼを「尾側，内側」に押さえつつ，術者Ⓔ，ⒻでTreitz靱帯の近傍の横行結腸間膜を展開する。
- ガーゼを押さえている助手Ⓓで横行結腸間膜が展開できないので，ガーゼが動かないようにそっと助手Ⓓの鉗子を引き抜く。
- 横行結腸間膜を把持している鉗子を術者Ⓕ→助手Ⓓ，術者Ⓔ→助手Ⓒと持ち替える。

精神的要素
- 特に危険な構造物はない。

手術手技 横行結腸間膜の後葉の展開。

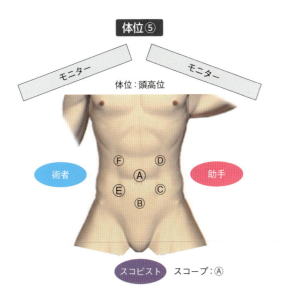

横行結腸間膜はすでに菲薄化されているので，透見されるガーゼをメルクマールに横行結腸間膜後葉の漿膜を切離する。

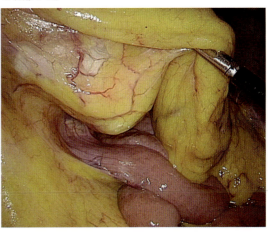

6 膵からの切離を完結

膵下縁を見ることだけが目的なので，ガーゼのところで突破するだけでよい。
手技のコツは横行結腸間膜の菲薄化，ガーゼの位置，横行結腸間膜の展開にある。

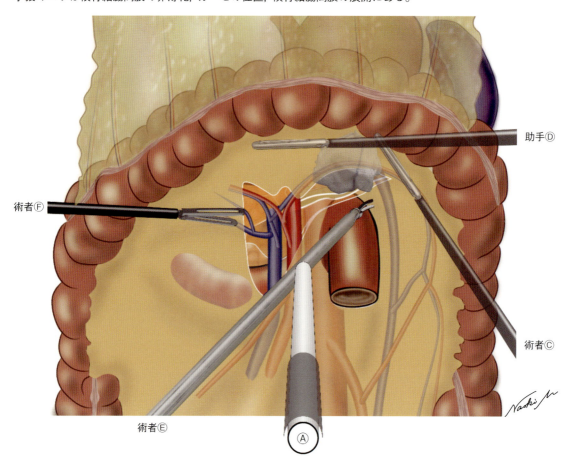

左半結腸切除術

| Strategyの目的 | 横行結腸間膜と左側結腸間膜のCMEとCVLを「安全で，再現性があり，臓器損傷などの術中合併症を起こさず」に行う。|

| Strategyの手段 | ①左側の横行結腸間膜の膵からの切離（脾彎曲は残す）。
（必要に応じてMCA領域の血管の切離とリンパ節郭清）|

| Tacticsの目的と手段 | 左側の横行結腸間膜に対する外側アプローチ先行：内側アプローチ。|

横行結腸間膜のwindowを作成し，膵からの切離を完結

解剖学的要素
- ガーゼが見えているところには膵はない。

手技的要素
- 今までの準備（横行結腸間膜の菲薄化，ガーゼの位置，横行結腸間膜の展開）が十分であれば問題ない。

精神的要素
- ガーゼが見えるので絶対に膵損傷しない安心感がある。

（メルクマール／わかる解剖／安心自信／受け／メルクマール／攻め時／安心自信）

| 手術手技 | ガーゼをメルクマールに横行結腸間膜の後葉を切離する。
MCA領域の郭清が必要な症例は前述の「横行結腸部分切除」の項の「右側での横行結腸間膜のCMEとCVL」を加える。|

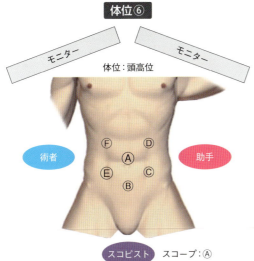

体位⑥　体位：頭高位　モニター　モニター　術者　助手　スコピスト　スコープ：Ⓐ

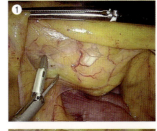
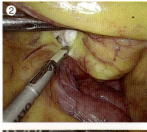
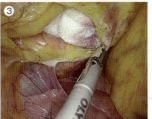
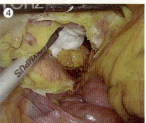

S状結腸間膜と直腸後腔の剥離の準備

ICAの血管茎，十二指腸水平脚を確認する。

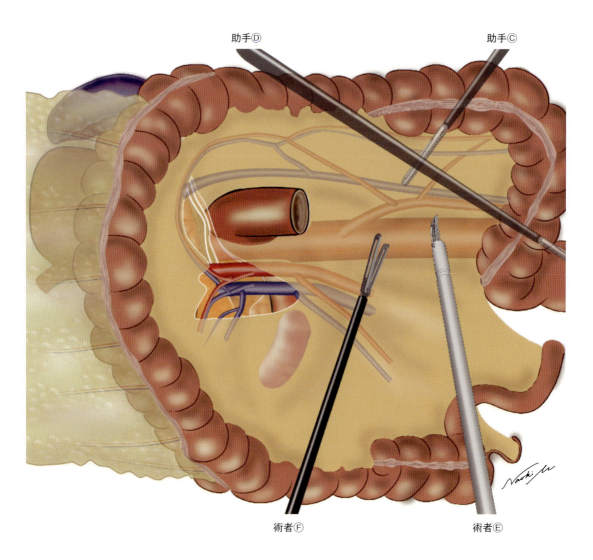

左半結腸切除術

Strategyの目的	横行結腸間膜と左側結腸間膜のCMEとCVLを 「安全で，再現性があり，臓器損傷などの術中合併症を起こさず」に行う。
Strategyの手段	②左側結腸間膜の授動（脾彎曲は残す）と血管の切離とリンパ節郭清。
Tacticsの目的と手段	左側結腸間膜の内側アプローチ S 状結腸～直腸の間膜の右側の切離。

S状結腸間膜と直腸後腔の剥離の準備

解剖学的要素
- 特別なし。

手技的要素
- 特別なし。

精神的要素
- S状結腸癌や直腸癌の内側アプローチのとっかかりと全く同じ。いつもどおりに。

手術手技 S状結腸癌や直腸癌の内側アプローチをするため間膜の右側を展開する。
助手Ⓓで直腸間膜の左葉と，助手Ⓒで **IMA** の血管茎を把持して腹側に牽引する。
岬角に適切なトラクションがかかるように調整する。

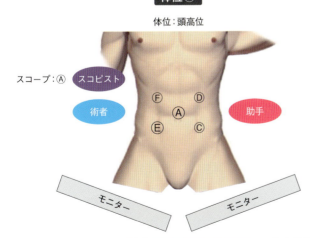
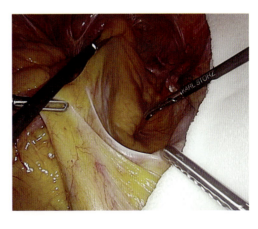

8 S状結腸間膜と直腸後腔の剥離

S状結腸～直腸の間膜の右側の漿膜を切離し，間膜を下腹神経前筋膜から切離，授動する。

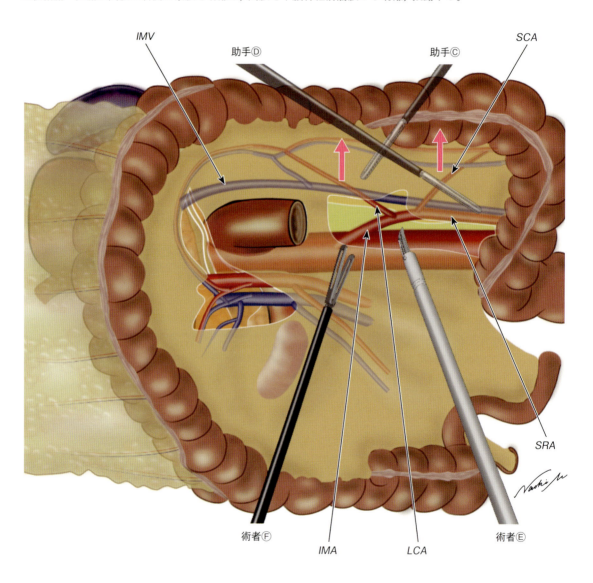

左半結腸切除術

| Strategyの目的 | 横行結腸間膜と左側結腸間膜のCMEとCVLを「安全で，再現性があり，臓器損傷などの術中合併症を起こさず」に行う。 |

| Strategyの手段 | ②左側結腸間膜の授動（脾彎曲は残す）と血管の切離とリンパ節郭清。 |

| Tacticsの目的と手段 | 左側結腸間膜に対する内側アプローチ先行：内側アプローチ。 |

S状結腸間膜と直腸後腔の剥離

解剖学的要素
- S状結腸，直腸癌の手術でおなじみなので特別ないが，やはり左側の尿管，性腺動静脈が確認する。

手技的要素
- 特別なし。

精神的要素
- S状結腸癌や直腸癌の内側アプローチのとっかかりと全く同じ。いつもどおりに。

| 手術手技 | S状結腸癌や直腸癌の内側アプローチのとっかかりと全く同じ。峰角近傍でS状結腸〜直腸の左側結腸間膜の前葉の右側の膜を切離する。直腸固有間膜をメルクマールに下腹神経前筋膜を背側に落とし，IMA根部まで達する。左側の尿管，性腺動静脈を確認しておく。 |

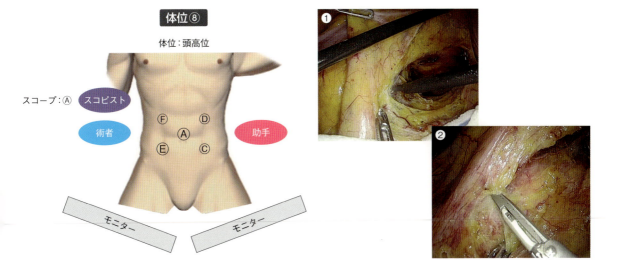

⑨ 左側結腸間膜の前葉の膜を切離

IMA根部から空腸起始部のすぐ左側を横切って「間隙」に達する。

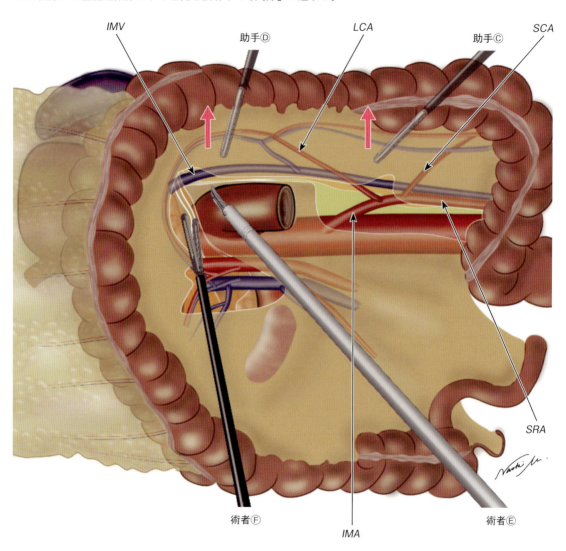

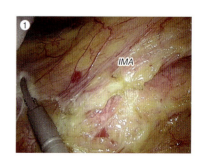

左半結腸切除術

Strategyの目的	横行結腸間膜と左側結腸間膜のCMEとCVLを「安全で，再現性があり，臓器損傷などの術中合併症を起こさず」に行う。
Strategyの手段	②左側結腸間膜の授動（脾彎曲は残す）と血管の切離とリンパ節郭清。
Tacticsの目的と手段	左側結腸間膜に対する内側アプローチ先行：内側アプローチ。

横行結腸間膜の「window」まで左側結腸間膜の前葉の膜を切離

解剖学的要素
- 「横行結腸間膜にwindow」をすでに作っているので，そこから膵下縁が見え，左側結腸間膜の頭側縁が決まっている。　　受け　メルクマール　安心自信
- IMA根部より頭側のIMVは郭清領域ではないが，どこかで切離する必要がある。　　手技ポイント

手技的要素
- 空腸起始部近くの切離線の展開が難しい　　手技ポイント

精神的要素
- しかし，すでに「横行結腸間膜にwindow」があるので膵下縁が確認できて安心感がある。　　受け　メルクマール　安心自信

手術手技

腸間膜を展開してIMA根部近傍からTreitz靱帯近傍の横行結腸間膜の「window」まで左側結腸間膜の前葉の膜を切離する。

IMVは膵下縁で，近くで切離するので，空腸起始部のすぐ左側を横切って膜の切離を進め，膵下縁でIMVの前面を横切る。

空腸起始部近くはエンドラクター®を使うと簡単に展開できる。

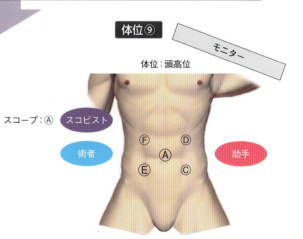

体位⑨　体位：頭高位　モニター
スコープ：Ⓐ　スコピスト　術者　助手

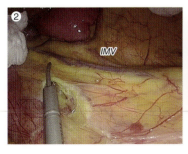
❷ IMV

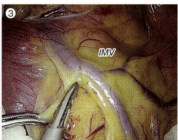
❸ IMV

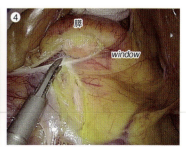
❹ 膵　window

10 血管切離,リンパ節郭清と左結腸間膜の授動の開始

IMA～SRA温存でLCAを切離する。

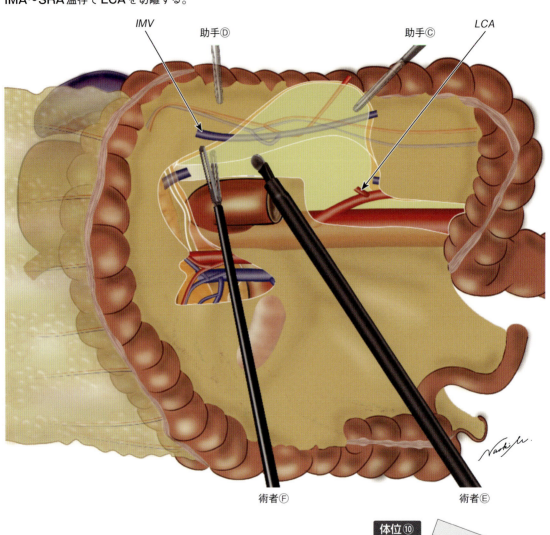

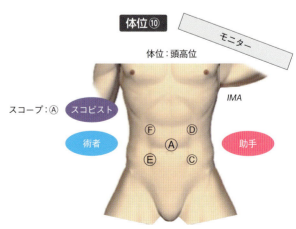

左半結腸切除術

Strategyの目的	横行結腸間膜と左側結腸間膜のCMEとCVLを「安全で，再現性があり，臓器損傷などの術中合併症を起こさず」に行う。
Strategyの手段	②左側結腸間膜の授動（脾彎曲は残す）と血管の切離とリンパ節郭清。
Tacticsの目的と手段	左側結腸間膜に対する内側アプローチ先行：内側アプローチ。

血管切離，リンパ節郭清と左側結腸間膜の授動の開始

解剖学的要素
- 肛門側腸管（S状結腸〜直腸）が長く残るので動脈血流を残しておきたい。
- Drainage veinとしてIMVを残すこともある。
- IMAの根部のレベルより頭側では左側結腸間膜内の脂肪織は薄くなる。またfusion fasciaの剥離が比較的容易。

手技的要素
- S状結腸癌や直腸癌に手術でLCA温存の手技に習熟しておくとIMA〜SRA温存のリンパ節郭清がしやすくなる。

精神的要素
- すでに「横行結腸間膜にwindow」があるので膵下縁が確認できて安心感がある。

手術手技　IMA〜SRAを全周性に剥離し，LCAを切離する。
郭清の尾側で末梢側のIMVを切離する。
膵下縁の近傍で中枢側のIMVを切離する。
左側結腸間膜の授動（＝左側結腸間膜の後葉のlayerの剥離）を頭側，外側に向けて開始する。

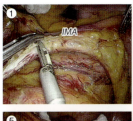 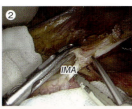 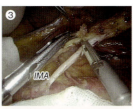 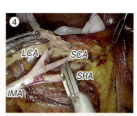
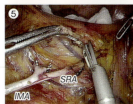 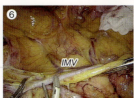 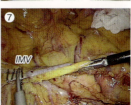 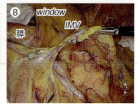

11 左側結腸間膜の頭側，外側へ剥離・授動①

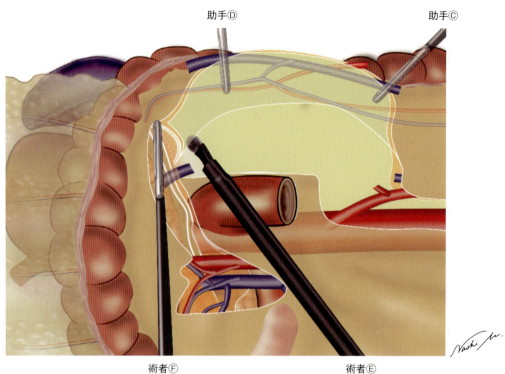

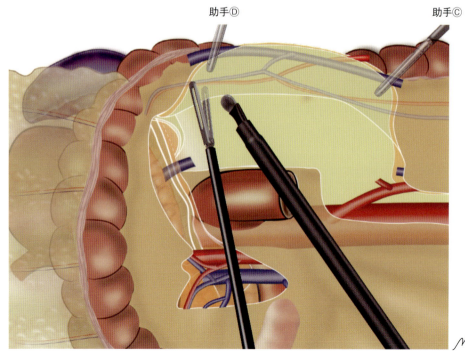

左半結腸切除術

| Strategyの目的 | 横行結腸間膜と左側結腸間膜のCMEとCVLを「安全で、再現性があり、臓器損傷などの術中合併症を起こさず」に行う。 |

| Strategyの手段 | ②左側結腸間膜の授動（脾彎曲は残す）と血管の切離とリンパ節郭清。 |

| Tacticsの目的と手段 | 左側結腸間膜に対する内側アプローチ先行：内側アプローチ。 |

左側結腸間膜の頭側，外側へ剥離・授動①

解剖学的要素
- すでに横行結腸間膜の「*window*」から膵下縁が見える。
- 頭側縁が確認できるので無駄に膵背側へ剥離をしなくていい（膵損傷の予防）。

手技的要素
- 助手Ⓒ，Ⓓ左側結腸間膜を開き，頭側・外側へ展開する。

精神的要素
- すでに「横行結腸間膜に*window*」があるので膵下縁が確認できて安心感がある。

手術手技
膵下縁を見ながら左側結腸間膜を頭側，外側に剥離授動していく。
「*window*」から膵下縁をみておくと安全に過不足なく。

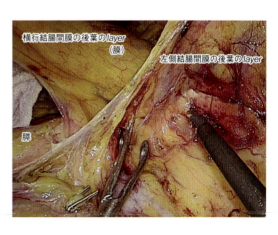

体位⑪

12 左側結腸間膜の頭側，外側へ剥離・授動②

助手Ⓓが横行結腸間膜を頭側に，助手Ⓒが左側結腸間膜を広く外側に展開する。

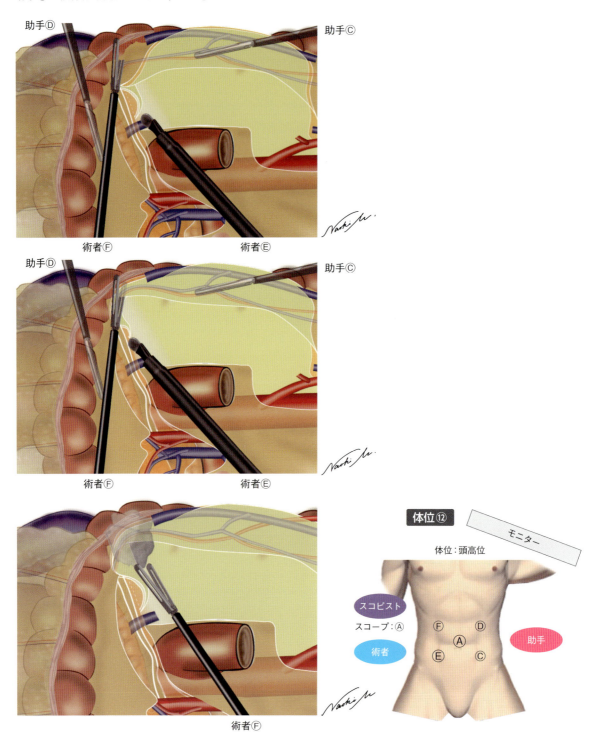

左半結腸切除術

| Strategyの目的 | 横行結腸間膜と左側結腸間膜のCMEとCVLを「安全で，再現性があり，臓器損傷などの術中合併症を起こさず」に行う。 |

| Strategyの手段 | ②左側結腸間膜の授動（脾彎曲は残す）と血管の切離とリンパ節郭清。 |

| Tacticsの目的と手段 | 左側結腸間膜に対する内側アプローチ先行：内側アプローチ。 |

左側結腸間膜の頭側，外側へ剥離・授動②

解剖学的要素
- すでに横行結腸間膜の「window」から膵下縁が見える。
- 膵下縁であたかも「横行結腸間膜の後葉のlayer」と「左側結腸間膜の後葉のlayer」がfusionしているようにみえる。
- 脾彎曲へは網嚢後壁はirregularなのでそこは積極的に攻めず，むしろ背側のfusion fasciaの剥離は攻めやすい。

手技的要素：
- 助手Ⓓで横行結腸間膜を頭側・腹側へ，助手Ⓒで左側結腸間膜を頭側・外側へ展開すると膵下縁が観音開きになる。

精神的要素
- 「window」から膵を見ながら脾彎曲へ結腸間膜の授動ができる。

手術手技　助手Ⓒ，Ⓓで膵下縁を観音開きに見ながら膵下縁で「横行結腸間膜の後葉のlayer」と「左側結腸間膜の後葉のlayer」を切離する。

間膜が膵下縁から切離されていくと，さらに結腸間膜の脾彎曲への授動を行い，さらに膵下縁を切離していく。

剥離後，脾彎曲の近傍の左側結腸間膜の背面にメルクマールとしてガーゼを置いておく。

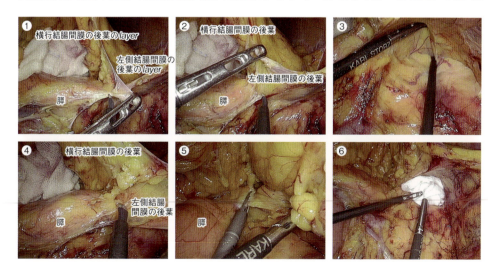

13 下行結腸の授動

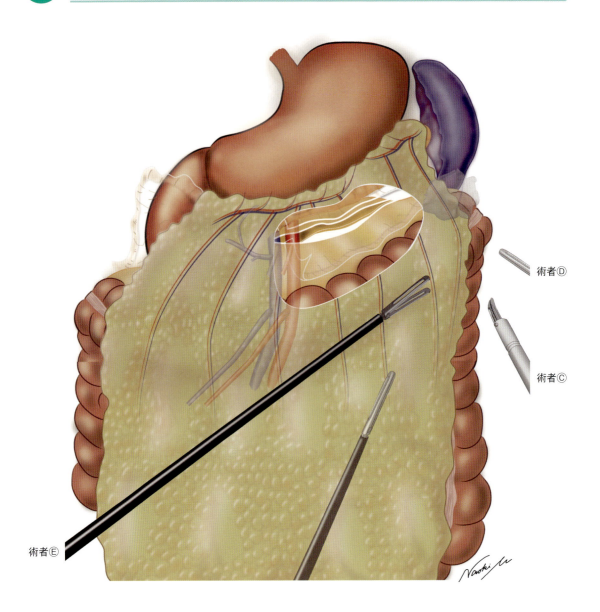

左半結腸切除術

| Strategyの目的 | 横行結腸間膜と左側結腸間膜のCMEとCVLを「安全で，再現性があり，臓器損傷などの術中合併症を起こさず」に行う。 |

| Strategyの手段 | ②左側結腸間膜の授動（脾彎曲は残す）と血管の切離とリンパ節郭清。 |

| Tacticsの目的と手段 | 左側結腸間膜に対する内側アプローチ先行：外側アプローチ。 |

下行結腸の授動

解剖学的要素
- 下行結腸の尾側からみると脾彎曲には大網の癒着が脾臓，横隔膜に不規則に起きている。特に肥満症例では複雑である。
- 大網は得てして脾下極を超えて横隔膜へ広く癒着しているケースもある。
- **無理に脾彎曲には近づかなくてもよい**（ここでは「下行結腸を *white line* からはずす」ことを求めているだけだからである）。
- 脾彎曲近傍の背面のガーゼは「膵下縁の位置を」示す。つまりガーゼに達すれば（たとえ頭側に大網の癒着が広がっていても）それ以上切離する必要がないことを示す。

手技的要素
- S状結腸癌や直腸癌の外側アプローチ（授動）と同じである。
- 脾彎曲へのアプローチは術者Ⓔでは遠いので，右手を術者Ⓒに変更するといい。

精神的要素
- すでに下行結腸間膜の後葉の *layer* は十分に剥離・授動されていて，脾彎曲に近づかなくてもいい。「*white line* さえ切離すればいい」という緊張感のない状態。

| 手術手技 | S状結腸癌や直腸癌の外側アプローチ（授動）と同じ。脾彎曲の近傍の左側結腸間膜の背面のガーゼまで *white line* を切離していく。**無理に脾彎曲には近づかなくてもよい。** |

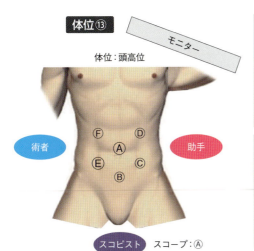
体位：頭高位
術者　助手
スコピスト　スコープ：Ⓐ

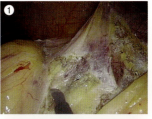
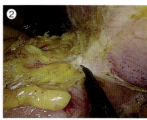
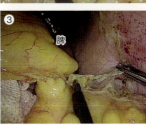
脾

14 脾彎曲の授動の完結①

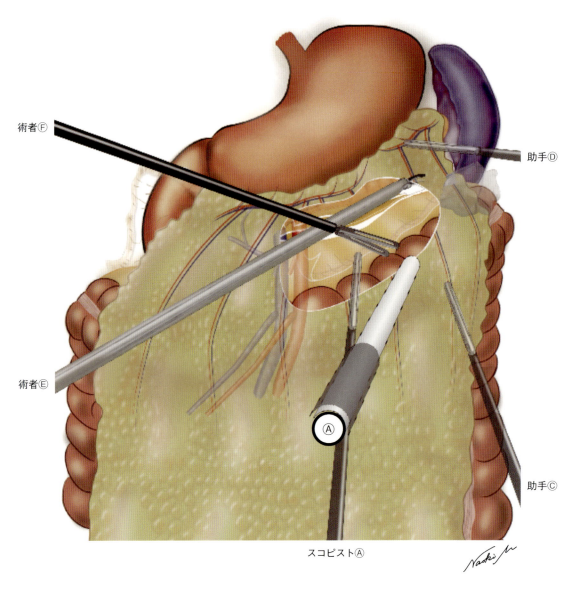

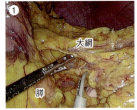
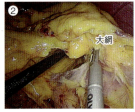
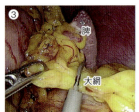
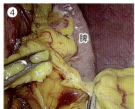

左半結腸切除術

| Strategyの目的 | 横行結腸間膜と左側結腸間膜のCMEとCVLを「安全で，再現性があり，臓器損傷などの術中合併症を起こさず」に行う。 |

| Strategyの手段 | ③脾彎曲周囲の切離。 |

| Tacticsの目的と手段 | 残した脾彎曲のテイクダウン。 |

脾彎曲の授動

解剖学的要素
- **重要なポイント**はすでにほとんどの結腸（結腸間膜）が授動されていることである。
  すなわち，
  ①横行結腸間膜は膵下縁からほとんど切離されている。 　　　　　　　　　　　　　受け
  ②左側結腸間膜はfusion fasciaからほとんど授動されている。　　　　　　　　　　受け
  ③下行結腸がwhite lineから切離されている。　　　　　　　　　　　　　　　　受け
- 脾下極の近傍に**残存する構造物**は
  ①大網の一部　②網嚢後壁の一部　③脾結腸靱帯　④横隔結腸靱帯　⑤癒着　　見える解剖／わかる解剖／安心自信
  ということになる。
- 結腸がほとんど授動されているので切るべき組織が腹側に挙上され，術野が良である。　　見える解剖／わかる解剖／安心自信

手技的要素
- 大網を展開する。助手Ⓓで頭側腹側に，助手Ⓒで尾側背側に大網を展開する。　　手技ポイント
- 横行結腸間膜を展開する。スコピストⒷで横行結腸間膜を尾側に牽引する。　　手技ポイント
- 以上の展開から，切るべき組織が背側から展開される（奥行きが感じられる）。　　わかる解剖

精神的要素
- 最も処理が難しいところだけが残っているが，むしろ良好な術野が完成している。
- 周囲臓器を気にせず処理できる。　　受け／メルクマール／安心自信／手技ポイント／攻め時

手術手技

良好な術野が完成している。
基本は脾彎曲の結腸から組織を切離していく。
すなわち，まず，**残存する大網**の切離を脾彎曲に進め，その背面の**残存する網嚢後壁**を切離し，（認識できるとはかぎらないが）脾結腸靱帯，横隔結腸靱帯を切離する。この局面では**脾臓に近づく必要はなく**，脾彎曲は背側から挙上されているので大網の周囲への癒着も難なく処理できる。

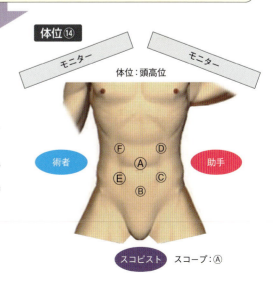

体位⑭
体位：頭高位
モニター　モニター
術者　助手
スコピスト　スコープ：Ⓐ

15 脾彎曲の授動の完結②

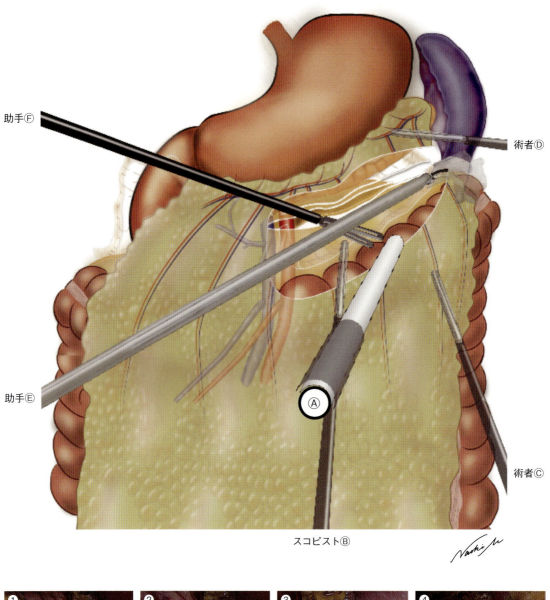

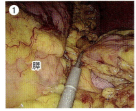 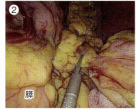 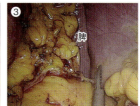 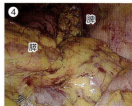

◆ 開腹と吻合操作

- ポートⒶの傷を連続させて，臍を中心にして3〜8cmの臍縦切開をおき，白線に沿って開腹する．開腹直後に切開された腹直筋上縁と下縁にアンカーとして0 PDS-Ⅱ®をおく．
- 創はAlexis（Mサイズ）®を装着する．
- 自動縫合器を用いて，口側，肛門側腸管を切離するとともに腸間膜を処理する．
- 吻合はfunctional end to end anastomosisを行う（functional end to end anastomosisができないような症例は，腹腔内で肛門側腸管を切離してDouble stapling technique：DSTにより吻合する）．

◆ 閉腹まで

- 腹腔内を十分に洗浄し，出血，異物がないことを確認する．
- 先においた0 PDS-Ⅱ®で連続縫合し腹壁を閉鎖する．
- 再気腹し，再度出血，異物がないことを確認する．
- 腸管の捻じれなどがないことも確認する．
- Ⓒより6mmドレーンを吻合部近傍に留置する．DST症例には経肛門的にドレーンを挿入する．
- 腹壁を2層に閉鎖し手術を終了する．

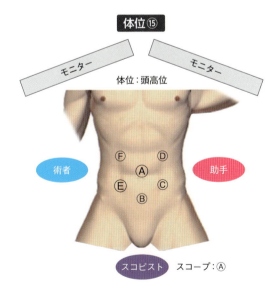

索引

胃結腸間膜	27
横行結腸間膜	12
横行結腸間膜の前葉	15
横行結腸間膜の血管	17
横行結腸間膜の後葉	15, 22, 44
横行結腸部分切除術	32, 33
横行結腸部分切除術のStrategy & Tactics	34
下行結腸	96
下腹神経前筋膜	16
間膜内脂肪織	13
外科手術のStrategy & Tactics	11
血管の切離	56, 90
血管の切離	90
左半結腸切除術	68
左半結腸切除術のStrategy & Tactics	69, 70
膵	37, 47
膵下縁	40, 76
膵前筋膜	27
戦術	8
戦争論におけるStrategy & Tactics	8
戦略	8
直腸後腔	84, 86
左側結腸間膜	29, 71, 88, 90, 92, 94
脾彎曲	28, 97, 98, 100
右側大網の切離	60, 62
網嚢の開放	36, 38, 72, 74
癒着	30
リンパ節の郭清	56, 90
リンパ節の郭清	90
AMCA	17, 41, 77
ARCV	19, 23, 27, 28, 39, 51, 53, 71, 75
ASPDV	27
fusion fascia	91, 95
Gerota筋膜	16
GTH	19, 23, 27, 28, 39, 51, 53, 57, 75
IMA	69, 85, 87, 88, 91
IMV	88, 90
layer	13, 14, 23, 24, 25, 27, 29, 41, 64, 77, 95
layerの切離	64
LCA	88, 90
lt-MCA	18
lt-MCV	19
MCA	17, 23, 35, 53, 71, 83
MCV	17, 19, 23, 57
RGEV	19, 27, 28
rt-MCA	18
rt-MCV	19
SCA	88
SMA	18, 19, 23
SMV	18, 19, 23, 48, 50, 51, 53, 57
SRA	88
S状結腸間膜	84, 86
Strategy	8
Tactics	8
Treitz靱帯	16, 43, 45, 81, 89
white line	97

横行結腸間膜の解剖からみた
腹腔鏡下結腸癌手術のStrategy & Tactics

2016年12月1日　第1版第1刷発行

- ■監　修　徳村弘実　　とくむら　ひろみ
- ■著　者　松村直樹　　まつむら　なおき
- ■発行者　鳥羽清治
- ■発行所　株式会社メジカルビュー社
  〒162-0845　東京都新宿区市谷本村町2-30
  電話　03（5228）2050（代表）
  ホームページ　http://www.medicalview.co.jp/

  営業部　FAX 03（5228）2059
  　　　　E-mail　eigyo@medicalview.co.jp

  編集部　FAX 03（5228）2062
  　　　　E-mail　ed@medicalview.co.jp

- ■印刷所　株式会社 加藤文明社

ISBN978-4-7583-1522-7　C3047

©MEDICAL VIEW, 2016. Printed in Japan

- ・本書に掲載された著作物の複写・複製・転載・翻訳・データベースへの取り込みおよび送信（送信可能化権を含む）・上映・譲渡に関する許諾権は，（株）メジカルビュー社が保有しています．
- ・JCOPY〈（社）出版者著作権管理機構 委託出版物〉
  本書の無断複写は著作権法上での例外を除き禁じられています．複写される場合は，そのつど事前に，（株）出版者著作権管理機構（電話 03-3513-6969，FAX 03-3513-6979，e-mail：info@jcopy.or.jp）の許諾を得てください．

- ・本書をコピー，スキャン，デジタルデータ化するなどの複製を無許諾で行う行為は，著作権法上での限られた例外（「私的使用のための複製」など）を除き禁じられています．大学，病院，企業などにおいて，研究活動，診察を含み業務上使用する目的で上記の行為を行うことは私的使用には該当せず違法です．また私的使用のためであっても，代行業者等の第三者に依頼して上記の行為を行うことは違法となります．